Knaur

CHRISTINE WEINER

Keine Diät ist die beste Diät

Knaur

CHRISTINE WEINER

Keine Diät ist die beste Diät

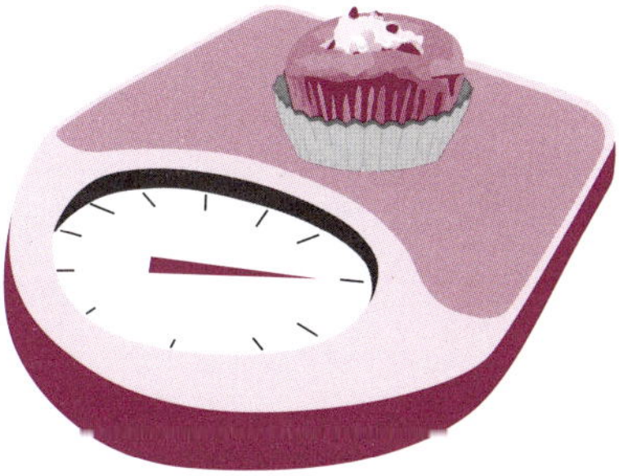

www.knaur-ratgeber.de

Inhalt

»Der einzige Weg, eine Versuchung loszuwerden, ist, ihr nachzugeben.«

OSCAR WILDE

»Und, was machst du so?«, fragte meine Cousine Gabi.
»Ich schreibe ein Buch über Diät!«
»Wie lieblos«, stichelte sie, »schreib lieber mal
ein Buch über gutes Essen.«
»Genau das habe ich vor«, gab ich ihr zur Antwort.

Vorwort

Frauen machen Diäten. Sie machen sie nicht gerne, aber irgendwie lieben sie sie auch. Es ist eine Art Hassliebe, eine unheilvolle Affäre. Denn: Diäten halten nicht, was sie versprechen. Sie kommen mit großen Ansagen, doch am Schluss sitzt man heulend am Küchentisch, weil diese Versprechen nicht eingehalten wurden oder man sogar noch zugenommen hat. Dann kommt die nächste Diät und wieder gibt es großartige Versprechungen. Oder man begibt sich in die Hände eines ganzen Programms. Das zeigt zwar seine Wirkung, hat aber den Nachteil, dass bestimmte Regeln eingehalten werden müssen. Ob die einem schmecken oder nicht.

Verloren geht dabei das, was ich die eigene Körperkompetenz nenne. Diese zeigt sich darin, dass wir all das essen, was wir möchten, aber nur so viel, bis wir satt sind.

Dieses Buch ist eine Reise zu sich selbst. In die innere Speisekammer. Was lagert dort als Lieblingsessen und wie reagieren wir darauf, wenn die Seele Hunger hat? Wie sorgen wir für Qualität in unserem Leben und wie wird Qualität unser Leben verändern? Das Buch ist eine Diät der besonderen Art. Eine Genuss-Diät, die Sie individuell für Ihre Bedürfnisse zusammenstellen. Ein Speiseplan, der sich immer wieder verändert, neu ordnet, frische Sichtweisen und neue Erkenntnisse zulässt. Es ist der persönlichste Diätplan, den Sie je hatten – und er führt Sie in Ihre eigene Mitte. Dorthin, wo alles stimmt, wo Sie genau wissen, was Ihr Körper wirklich benötigt, damit Sie nie wieder eine herkömmliche Diät machen müssen.

Wie Sie mit diesem Buch arbeiten

Am besten, ***indem*** Sie damit arbeiten! Schreiben Sie hinein, machen Sie sich Notizen, spazieren Sie mit einem Textmarker über die Zeilen, und wenn Sie möchten, dann legen Sie sich ein »Reisetagebuch« an (siehe auch Seite 37), das Sie auch noch für andere

Lebensphasen benutzen können. Falls Sie sich lieber in Gedanken erinnern möchten, ist das auch völlig in Ordnung. Dieses Buch ist kein Programm, sondern eine Reise. Ich werde Sie in bestimmte Bereiche rund ums Essen führen, mit Ihnen über Ernährungsgewohnheiten und den Unsinn von Diäten sprechen und darüber, welche Lösungsmöglichkeiten es gibt. Sie haben die Wahl, über was Sie nachdenken, was Sie kritisch reflektieren wollen, welche Ideen Sie übernehmen möchten – und welche nicht. Darin unterscheidet sich das Buch von Diätprogrammen: Es gibt keine Vorschriften, ich halte Sie zu nichts an und es gibt nichts, in dem Sie **versagen** können. Denn dies ist ein Buch vom Gewinnen.

- Gewinn von neuen Einsichten
- Gewinn von Erkenntniszusammenhängen
- Gewinn der Freiheit
- Gewinn der Wahl
- Gewinn von Qualität
- Gewinn von neuen Perspektiven
- Gewinn von Ausstrahlung, Schönheit und einem guten Körpergefühl

Wie bei allen Gewinnspielen muss man sich natürlich ein Los kaufen, damit man überhaupt gewinnen kann. Ihr Los könnte sein, dass Sie dieses Buch als eine Begleitung betrachten. Ich bin keine Ernährungsspezialistin, aber eine Frau, die selbst durch die Höhen und Tiefen des Gewichtes gegangen ist und die sich dazu ein paar Gedanken gemacht hat, welche bereits bei anderen Menschen zu gewissen »Das stimmt!«-Momenten führten.

Vieles, was Sie lesen werden, scheint logisch und klar. Dennoch habe ich es wie viele andere auch eine lange Zeit übersehen beziehungsweise aus dem Blick verloren. Nun geht es darum, sich dieses Wissen wieder zurückzuholen, Sicherheit darin zu erlangen und die Bedürfnisse des eigenen Körpers zu erkennen.

1 Warum ich keine Diät mehr mache

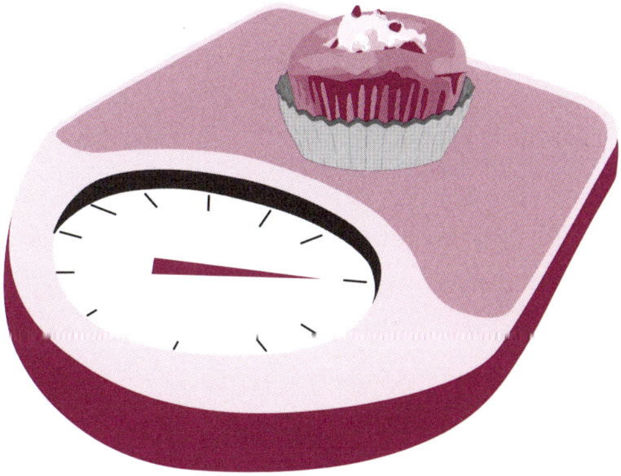

Waage außer Betrieb!

Ich erinnere mich, dass ich mich früher auf jede Waage stellte, die sich mir bot. In Wien, wo ich gerade bin, befanden sich in den achtziger Jahren auf den Bürgersteigen der großen Ringstraße im Abstand von wenigen Metern große, mächtige Körperwaagen. Als Touristin – und damit auch inkognito – stellte ich mich damals jeden Tag auf eine bestimmte (mir wohlgesinnte, ich hatte sie ja alle schon probiert) dieser Waagen. Ich hatte es mir gut gehen lassen und mich von Schnitzel, Burenwurst, Sachertorte und Germknödeln ernährt. ***Meine*** Waage merkte das und ich gelobte ihr täglich Besserung. Ich nahm mir vor, es richtig zu machen und mich in Zukunft von Tomaten und nicht von Marillenknödeln aus Eis und Sahne zu ernähren. Doch ich versagte und beschimpfte mich mit üblen Worten: »Du bist eine Null!«, zeterte ich. »Kannst du dich denn nicht endlich mal ein paar Tage zusammenreißen? Das gibt's doch nicht! Wie dick willst du denn noch werden?«

Verächtlich beäugte ich meinen Körper, der an Umfang zunahm, und angstvoll bestieg ich immer wieder die Waage, die meine Genussschwäche mit hässlichen Ziffern quittierte. Sie war die Bessere von uns beiden, das war klar. Sie blieb immer korrekt und ich blieb immer schwach. Obwohl ich doch so gerne abnehmen wollte und am liebsten nur noch gesunde Sachen gegessen hätte. Ich wollte mich zurückhalten, aber immer wieder lockten die Germknödel und Torten.

Damals wusste ich noch nicht, dass diese Vorsätze nichts bringen. Und ich ahnte auch noch nicht, dass all die Diäten und Abmagerungskuren, von denen ich las oder die ich mir selbst ersann, langfristig keine Gewichtsveränderung ***nach unten*** bringen. Ich wollte abnehmen. Ungünstigerweise befand ich mich aber auch in Urlaubslaune. Urlaubslaune bedeutete für mich damals: naschen und schlemmen, wann immer sich eine Gelegenheit auftut. Und die bietet sich in Wien auf Schritt und Tritt.

Als ich mich an einem dieser Urlaubstage wieder zitternd meiner Waage näherte, verdeckte ein handgeschriebener Zettel das Zifferblatt: »Waage außer Betrieb!« stand darauf geschrieben. Einen Moment lang war ich verdutzt, dann erleichtert und plötzlich fühlte ich mich wie ertappt. Welches erniedrigende Spiel hatte ich all die Tage zuvor mit mir getrieben? Wie war ich dazu gekommen, mich jeden Tag öffentlich zu wiegen, mir meine Ohrfeigen abzuholen und Diätpläne zu schmieden, die ich nicht einhielt? Ich hatte mich selbst tyrannisiert! Mir die Urlaubslaune fast verdorben. Der Zettel wirkte wie ein Vorhang, der sich auf einmal hob. Dahinter kam ein Kulissendurcheinander zum Vorschein, aber immerhin – ich konnte erkennen, um welches Stück es hier möglicherweise ging: ***Christine Weiner weiß nicht mehr, ob sie dick ist oder nicht. Sie muss eine Waage dafür befragen.***

Ich hatte das Gefühl für meinen Körperumfang an eine Waage delegiert. Eine, von der ich nicht mal wusste, ob sie wirklich korrekt war. Vielleicht war ich ja leichter. Möglicherweise aber auch noch schwerer? Etwas nachdenklich begab ich mich auf einen weiteren Streifzug durch meine Lieblingsstadt und machte dabei ab sofort weite Bögen um die Waagen, die mir dabei am Wegesrand auflauerten.

Das Ende der Diäten

Dieser Urlaub in Wien ist nun zwanzig Jahre her. Irgendwann habe ich nicht nur mit der ständigen Kontrolle meines Körpergewichtes, sondern auch mit den Diäten aufgehört. Was ich auch aß, ich behielt irgendwie trotzdem meine Figur. Manchmal aß ich Germknödel und manchmal gekochtes Sauerkraut. Hin und wieder nahm ich ab. Hin und wieder zu. Ich versuchte mich manche Tage zurückzuhalten, und wieder andere stopfte ich wahllos Nahrungsmittel in mich hinein. Immer wieder wollte ich abnehmen und immer wieder klappte das nicht. Bis ich darauf kam, dass mein Gewicht weniger mit den Speisen zu tun hat, als damit, dass ich immer dann aß, wenn sich ein Anreiz bot – ungeachtet dessen, ob ich Hunger verspürte oder nicht. Und auch bei den verschiedenen Diätversuchen habe ich nicht gegessen, wenn ich Hunger hatte, sondern wenn es erlaubt war, und dann eine ganze Menge von Sachen, die ich in diesem Augenblick essen ***durfte*** (aber manchmal gar nicht essen wollte). Ich scheiterte regelmäßig und war mir sicher, es läge an mir. Immer wieder gab es einen neuen Grund, mich als Versagerin zu fühlen. Nichts hielt ich über mehrere Wochen durch.

Essen nach Vorschrift

Dass ich Diäten nicht mag, hat übrigens nicht nur damit etwas zu tun, dass sie in meinen Augen nicht wirken, sondern ich bin auch einfach zu faul. Ich möchte weder vorgeschrieben bekommen, welche Lebensmittel ich einkaufen, noch zu welcher Tageszeit ich sie essen soll. Es ist mir zuwider, Listen zu schreiben oder Bücher mit mir herumzuschleppen, die voller Einkaufszettel sind. Wenn ich im Supermarkt vor den Regalen stehe, dann will ich nicht nachschlagen, ob es sich hier um ein ***erlaubtes*** oder ***verbotenes*** Lebensmittel handelt. Es schränkt mich schlicht und ergreifend ein. Außerdem einmal ehrlich: Wenn ich ein wenig nachdenke, dann komme ich auch alleine auf die meisten dieser Informationen!

Um nämlich zu wissen, dass haltbare Schokomilchshakes nicht gerade Vitaminbomben sind und zudem dick machen, brauche ich keine speziellen Diätratgeber. Ich weiß es einfach. Es ist plausibel. Und dass Doppelrahmkäse energiereicher als fettarmer Käse ist, braucht mir auch niemand zu erklären. Ich weiß das von alleine. Erstens hat man mich dafür seit Jahren sensibilisiert und zweitens ist mir das ***aus dem Bauch heraus*** klar. Wenn ich in mich hineinspüre, dann bekomme ich sehr schnell Informationen darüber, was gut und leicht verwertbar ist, und auch darüber, was mir wie Blei im Magen (und später auf den Hüften) liegt.

Auch Sie haben einen gesunden Instinkt

Wie alle haben diesen Instinkt, doch viele Menschen, die ich berate, haben den Kontakt zu diesem besonderen Bauchgefühl, zu ihrer Körperkompetenz verloren. Sie klammern sich an Wunderdiäten und werden freudig aufgeregt, wenn wieder einmal eine Frauenzeitschrift verspricht, sie könnten in einer Woche sieben Pfund verlieren. Wo bleiben bloß all die verlorenen Pfunde? Gibt es eine Sammelstelle? Ein Büro, wo sie gestapelt, auf die Heimatadresse hin untersucht und dann wieder abgeschickt werden? Es muss so sein, denn das Gewicht rutscht nach jeder geglückten Diät bald wieder in den verhassten oberen Bereich. Wieso sich dann überhaupt eine Woche quälen?

Auch Sie besitzen eine ausgeprägte Körperkompetenz.

Diätversprechungen kommen mir nicht mehr ins Haus. Ich weigere mich, ständig auf die Idee irgendeines Experten anzuspringen, der wieder einmal irgendwas entdeckt haben will. Dieser Mensch verdient mit mir sein Geld. Meine Figur und mein Wesen sind ihm eigentlich egal. Es geht um Profit. Und der wird mit Käufern gemacht, die unter ihrem Gewicht leiden.

Seit die Experten herausgefunden haben, dass man allein mit dem Wort »Diät« die Menschen nicht mehr animiert, werden immer neue Namen und Konzepte erfunden. Als ich das erkannt habe (und noch mehr), begann ich mich zu sperren. Und so kommt es, dass mich auch die magische Kohlsuppe nicht verzaubert hat, wenngleich sie bewirken soll, dass ich mich sozusagen energetisch wie von selbst verzehre. Ich möchte nicht in einer Wohnung leben, in der es tagelang nach Kohlsuppe stinkt. Nebenbei machen Blähungen in der Regel einsam. Dem stehen freilich Aussagen gegenüber, dass man mit Kohlsuppe ***wirklich*** abnehmen kann. Freundinnen haben mir mit leuchtenden Augen davon erzählt:

»Schau mal! Das ging vorher nicht!« Wie zum Beweis zogen sie dabei den Hosenbund vom Nabel weg. Wenn diese Freundinnen **magisch** wieder zunahmen, schwiegen sie darüber. Und ich schwieg schwesterlich mit. Ich bin mir sicher, dass es schon bald wieder ein neues Diätprogramm, eine neue Idee, eine pseudowissenschaftlich untersuchte Methode geben wird und damit neue Hoffnung, ein paar Kilo zu verlieren. – Die armen Kilos. Da liegen sie dann wieder verloren auf der Straße und machen sich mit tränennassen Augen auf den kurzen Weg, ihr Frauchen erneut zu finden …

Ein klassisches Frauenthema

Auch wenn das Thema Männer durchaus interessiert – machen wir uns nichts vor: Es sind eher Frauen, die einer Diät verfallen. Frauen halten an Diäten fest, als würden sie einen Hund an der Leine führen. Männer machen keine Diät. Sie gehen eher ins Training. Frauen suchen sich eine Diät, die zu ihnen passt. Dieses Prozedere kennen sie bereits aus Beziehungsratgebern, nur dass dort das Objekt der Begierde ein Mann ist. Und immer gibt es etwas zu beachten, gibt es etwas, worin sie aufmerksamer und besser werden müssen.

Wenn ich mich mit diesen Frauen, Freundinnen, Kolleginnen, Teilnehmerinnen unterhalte, dann erinnere ich mich daran, wie auch ich mich früher nicht in Ruhe ließ. Hungerte, turnte, jammerte. Viele Frauen schauen in den Spiegel und was sie darin sehen, das mögen sie »so« nicht.

Was das angeht, war auch ich keine Ausnahme. Ich schreibe ganz bewusst »war«, weil ich inzwischen begonnen habe, genau das an und in mir zu finden, was ich mag – und nicht das, was ich nicht mag.

Und ich mag an mir inzwischen eine ganze Menge.

Ein paar Sachen mag ich noch immer nicht.

So ist das eben.

Sich selbst mögen heißt, mit dem Nörgeln aufzuhören

Es ist eine Ursehnsucht des Menschen, sich in der eigenen Haut wohl zu fühlen und sich zu lieben. Wenn auch Sie diese Sehnsucht haben, dann sollten Sie sich jetzt auf den Weg machen, Ihren Körper und Ihre Seele freundschaftlich zu behandeln. Sich selbst immer mehr anzunehmen, so wie man ist, mit all seinen Schwächen, Hoffnungen und Zielen, ist ein Prozess, der Zeit, Geduld und eine Menge liebevolle Worte, Gesten und Gedanken braucht. Wir müssen dafür herausfinden, was uns gut tut und was nicht.

Manche Menschen nehmen sich für diese stille Betrachtung nicht genug Zeit. Kaum meckert es in der Seele, werden sie hektisch und tun alles dafür, dass sie sich endlich wohler fühlen und das Ziepen in der Brust aufhört. Handelt es sich dabei um das Thema Schönheit, essen sie weniger, lassen sich liften, das Fett absaugen, schlucken Tabletten und Abführmittel, bewegen sich mehr, stellen die Ernährung um oder begeben sich in eine Therapie. Es gibt sinnvolle Wege, sich selbst zu begleiten – und es gibt einen Haufen Blödsinn. Fragt man nach, so behaupten viele, wenn sie erst abgenommen hätten, dann würde es schon klappen, das mit der Selbstliebe. »Aber diese Presswurst von Figur kann ich einfach nicht mögen«, meinte eine Klientin augenzwinkernd, obwohl ihr gar nicht zum Lachen war. Nebenbei: Liebe ist nie ***einfach***.

Sich selbst zu lieben, ist ein Geschenk an sich selbst. Es kann sein, dass sich dabei auch das Körpergewicht verändert, aber nicht zwangsläufig. Selbstliebe hat sehr viele, sehr individuelle Facetten. Doch eines weiß ich ganz genau: Diäten gehören nicht dazu.

Diäten und Selbstliebe verhalten sich wie der Teufel zum Weihwasser.

2 Diäten sind Unsinn

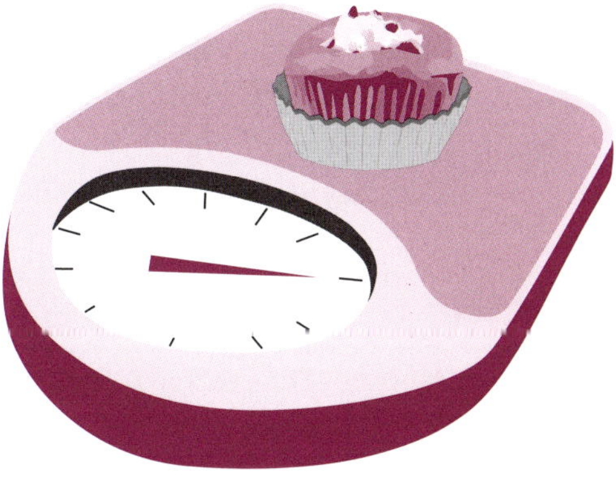

Von Körnerkuren und Mono-Diäten

Wenn Sie nach einer Diät oder gar verschiedenen Diäten leben, sind Sie damit von Ihrem Masterplan, Ihrer individuellen Körperkompetenz abgekoppelt. ***Man*** sagt Ihnen, was gut für Sie ist und wie viel Sie davon wann zu sich nehmen sollen. Sie haben lediglich die Wahl zu entscheiden, ob Sie mehr Kohlenhydrate oder Eiweiß oder Obst oder gar nichts zu sich nehmen wollen. Das ist alles. Meist heißt die Diät dann auch so. Die Sieben-Tage-Körner-Kur war beispielsweise früher einmal so ein Renner. Natürlich ging es auch da nicht nur um Gewichtsverlust, so wie die meisten Diäten noch irgendeinen Zusatzeffekt haben (bei der magischen Kohlsuppe sind es die Blähungen). Manche dieser zusätzlichen Effekte sind durchaus sinnvoll. Aber man kann sie auch ohne Diät erreichen.

Wenn Sie sich nur mit Nudeln, nur mit Eiweiß, nur mit Obst oder so ernähren, dann handelt es sich hierbei um eine so genannte Mono-Diät. Das bedeutet, Sie nehmen von etwas zu viel und von anderem zu wenig oder gar nichts zu sich. Bei diesen Diäten haben Sie das Jojo schon in der Tasche. Mono-Diäten sind langweilig. Kein Mensch hat wirklich Spaß daran, sich auf Dauer so einseitig zu ernähren. Folglich kommt ein Gedanke häufig und immer wieder: ***Wenn es doch nur endlich vorbei wäre!***

Hunger?

Seelische Komponenten spielen bei herkömmlichen Diäten (und die meisten sind herkömmlich) keine Rolle. Man erklärt Ihnen vielleicht, dass es so etwas wie Frustessen gibt, aber das wissen Sie selbst, schließlich finden Sie sich oft genug vor dem Kühlschrank, um irgendetwas in sich hineinzustopfen. Und Frauenzeitschriften werden nicht müde zu erklären, dass traurige Frauen Schokolade ***brauchen***. Das Bedürfnis nach Pralinen ist in Frauen, will man es so verstehen, chemisch angelegt. Frauen können nicht anders. Wie man aber Traurigkeit auch ohne Pralinen überwindet, Probleme löst und Hunger von Appetit unterscheidet, erfahren Sie weder in diesen Studien noch von Diäten, die mit Eiern, Ananas und Fettpunkten agieren.

Sie müssen es selbst herausfinden. Mit **es** meine ich das Wissen, das Ihnen zu Ihrem individuellen und idealen Gewicht verhilft und gleichzeitig ein hohes Maß an Qualitätsbewusstsein zum Merkmal Ihres Lebens macht. Um nicht dick zu werden oder abzunehmen, müssen Sie sich selbst und Ihre Ernährungsgewohnheiten kennen lernen.

- Wann hat Ihre Seele Hunger?
- Wann Ihr Körper?
- Wie baut sich der Stress auf, der Sie zum Kühlschrank laufen lässt?
- Wie unterbricht man das Gedankenkarussell?
- Was ist das überhaupt, Hungergefühl?
- Wie fühlt es sich in Ihrem Bauch an?
- Machen nur die Buchstaben in der Buchstabensuppe satt?
- Wie wichtig sind die Sinne, um sich genährt zu fühlen?
- Kann man Musik auch essen?

Die meisten Menschen gehen davon aus, sie essen genau dann, wenn sie Hunger haben. Dabei ist dieses Körpergefühl in unserer Gesellschaft so gut wie ausgerottet. Wir hungern schon lange nicht mehr. Und auch der kleine Hunger hat kaum mehr eine Chance, da die meisten Menschen ständig und permanent ihren Körper mit Nahrungsimpulsen versorgen. Hier ein Bonbon, dort ein Keks, zum Kaffee ein Täfelchen feine Schokolade, der Apfel für Zwischendurch, ein Joghurtdrink für den Darm, ein Zipfel Wurst, weil vorher alles so süß war, und von der Kollegin dann noch ein Stück Kuchen, weil sie heute Geburtstag hat. Wir essen ständig! Kleine und Kleinstportionen, aber wir essen (oder kauen Kaugummi »für die Zähne«, was für mich zu den Nahrungsimpulsen zählt). Wenn wir nicht essen, dann trinken wir frisch gepresste (oder andere) Säfte. Aber auch das ist Nahrung (denn es stecken ja Früchte darin) und nicht etwa ***nur*** ein Getränk. Der Magen bekommt wieder einen Impuls.

Was wir also kennen, ist der Unterschied von ***satt*** und ***pappsatt*** sein. Zum ***Platzen satt***. War früher der Hunger das »schlimme« Gefühl, ist es heute eher das Gefühl, ***übersättigt*** zu sein.

So hören wir bei einem Brunch: »Och Mensch! Ich bin schon wieder satt. Dabei hab ich noch gar nicht alles probiert.« Oder auf einem Fest: »So viele leckere Sachen und ich bring nichts mehr rein!« Oder beim Betriebsausflug: »Ich kann nicht mehr!«

Man gewinnt den Eindruck, als wäre Nahrungsaufnahme eine Leistung, die wir erbringen müssen. Bei einem Brunch oder Büffet in einem Restaurant kommt noch dazu, dass oft das Gefühl entsteht, nicht genug für sein Geld gegessen zu haben. Es geht nicht um Hunger, sondern um Preis und Leistung. Hier ist der Preis – und dort erbringen Sie die Leistung der Völlerei. Wäre ich meine Nichte Marlen, würde ich jetzt staunend sagen: »Das ist krass!« Jawoll, das isses.

WENN TIERE ZU VIEL FRESSEN

Tiere kennen das Problem »Übergewicht« nicht. Sie essen, solange sie Hunger haben, dann hören sie von alleine auf. Es gibt keine Tiere in freier Wildbahn, die übergewichtig sind, obwohl sie den ganzen Wald abgrasen könnten, wenn sie das wollten. Tiere werden erst dann übergewichtig, wenn der Mensch ins Spiel kommt, ihnen das Futter einteilt oder versucht, sie mit Fressen zu zähmen, zu manipulieren, oder sie in Freigehegen schlicht und ergreifend überfüttert. »Tiere füttern gehen« ist weder ein Freizeit- noch ein familiäres Sonntagnachmittagsvergnügen. Man quält Tiere, wenn man sie überfüttert – genauso wie man sich selbst quält, wenn man mehr isst, als der Körper braucht.

Der Markt ist findig und deswegen kommen immer mehr Light-Produkte auf den Markt, damit Menschen immer mehr essen können, ohne dafür »bestraft« zu werden. Sie sollen nicht einfach satt werden, sondern mehr essen dürfen. Diese Light-Produkte sind unsinnig, das können Sie in verschiedenen Forschungsberichten nachlesen. Das einzig Sinnvolle ist es, das zu essen, worauf wir wirklich Hunger haben, und nur so viel davon, bis wir satt sind.

Mit einer Diät verlieren Sie, aber nicht an Gewicht

Das Gefährlichste an Diätratgebern aber ist die Tatsache, dass sie auf sehr subtile Weise auf Schuld basieren und Lebensmittel in ***gute***, das heißt erlaubte, und ***schlechte***, das sind die nicht oder nicht oft erlaubten, einteilen. Fazit: Wer sich brav an Diätregeln hält, nimmt ab. Die Menschen, die sich nicht daran halten, sind unartig und nehmen nicht ab oder sogar zu.

Da viele Frauen ohnedies mit diversen hausgemachten Schuldgefühlen belastet sind, können geplatzte Diäten (und sie platzen meistens) das emotionale Fass zum Überlaufen bringen. Wieder einmal ist etwas nicht geschafft worden, wieder einmal war man zu schwach.

Ich möchte Sie darin ermutigen, Essen und Essensaufnahme nicht weiter mit Schuld zu belegen.

Sie essen gerne.

Okay.

Und manche Sachen vielleicht so gerne, dass Sie davon in der Vergangenheit zu oft oder zu viel gegessen haben.

Kommt vor.

Gut möglich, dass Sie davon zugenommen haben.

Na ja.

Sie sind aber bereits dabei, dies umzuprogrammieren.

Sehr gut.

Und in der Folge werden Sie einen leichteren Körper bekommen und sich wohl fühlen.

Das ist am besten!

Diäten verblöden das eigene Körperempfinden

Welche Diät auch immer Sie früher ***verfolgten*** (die Diät wollte nämlich eigentlich weg, aber Sie blieben ihr auf den Fersen …), sicher erinnern Sie sich an die Angaben zum Frühstück, Lunch, Abendessen und zu den Snacks, die man Ihnen für zwischendurch empfahl.

Diäten arbeiten mit ausgewählten Nahrungsmitteln, die speziell zubereitet und zu bestimmten Zeiten gegessen werden. Die Nahrungsaufnahme erfolgt nach Plan, zu vorgeschriebenen Zeiten und nicht etwa dann, wenn Sie Hunger empfinden. Die Experten gehen beispielsweise davon aus, dass Sie mittags Hunger haben. Und sie gehen davon aus, weil ***man*** mittags Hunger hat. Aber verspüren Sie wirklich um 13 Uhr Hunger, oder ist es eine leidige Gewohnheit, der sich Ihr Körper gefügt hat? Vielleicht hatten Sie ja ein gutes Frühstück oder zwischendurch einen reichhaltigen Snack und Ihr Magen möchte deswegen erst um 15 Uhr wieder etwas zu sich nehmen? Gut möglich, dass er dann auch nicht den Fisch will, der auf dem Speiseplan steht, sondern lieber eine Suppe oder einen Salat oder ein Brötchen.

Der individuelle Gedanke fehlt in nahezu allen bekannten Diät-Programmen und deswegen verblödet Ihr eigenes Hungergefühl nach und nach, wenn Sie sich nach den Vorgaben einer Diät richten. Doch wie wird man mit seinem ganz persönlichen »Hungermuster« und den vielen, vielen Gedanken und Gefühlen vertraut, die zur Nahrung führen? Es gibt verschiedene Impulse, die dies beeinflussen und die Sie im Laufe des Buches kennen lernen werden.

ÜBUNG: Welches Gefühl ist mit dem Ess-Impuls verknüpft?

Beobachten Sie sich fürs Erste dabei, wenn Sie den Impuls verspüren, **jetzt** essen zu wollen. Nehmen Sie es einfach wahr. Mehr nicht. Es geht bei dieser Übung um Annäherung an das Thema, noch nicht um Lösung.

Fühlen Sie sich gelangweilt? Traurig? Möchten Sie einem Gastgeber nicht »Nein danke!« sagen? Wäre das unhöflich?

Der erste Schritt zu Ihrem Wohlfühlgewicht liegt in dieser Übung. Sie werden nach und nach herausbekommen, dass Sie meist gar keinen Hunger haben, wenn sich der Gedanke »Ooch ich könnt jetzt … essen« einstellt. Sehr häufig erleben wir kurz vorher – meist unbemerkt – etwas, das uns ärgert, frustet, nervös macht, belastet. Doch was Sie auch essen, es wird dieses unangenehme Gefühl nur kurz unterdrücken. Sie sind eine Weile mit Kaufen, Kauen, Verdauen beschäftigt. An Ihrer privaten oder beruflichen Situation ändert sich dadurch nichts. Im Gegenteil: Oft genug meldet sich obendrein noch ein schlechtes Gewissen. Wieder hat man geschlemmt und seiner Gier nachgegeben. Obwohl man doch nicht wollte. Nun, Sie haben nicht Ihrer Gier, sondern einem Gefühl nachgegeben. Das meldete sich zuvor. Ab jetzt werden Sie dieses Gefühl registrieren und danach essen oder nicht. Allein dieses Wahrnehmen wird Ihr Leben von Grund auf verändern.

!

Lernen Sie, das Gefühl »Hunger« von anderen Gefühlen zu unterscheiden. Denn dies ist die Voraussetzung für eine der wichtigsten Regeln auf dem Weg zu Ihrem Wohlfühlgewicht: Essen Sie nur, wenn Sie wirklich hungrig sind, und nur so viel, bis Sie satt sind.

3 Was Essen alles ist

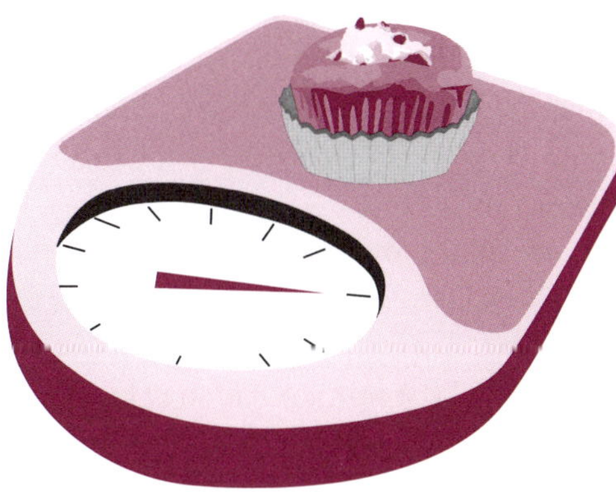

Es gibt viele Gründe zu essen

Nehmen wir einmal an, Ihre Freundin kommt zu Besuch und weint schon an der Tür. Schluchzend stammelt sie etwas von »Schluss«, und »verlassen« und clever, wie Sie sind, zählen Sie eins und eins zusammen und vermuten, dass die Beziehung Ihrer Freundin in einer schlimmen Krise steckt.

Wie gehen Sie nun damit um? Nehmen Sie Ihre Freundin erst einmal in den Arm und führen sie in Ihre Wohnung, bevor Sie sich nach den Details erkundigen – oder stopfen Sie ihr gleich an der Haustür einen Schokoriegel in den Mund?

Was uns bei guten Freundinnen nicht in den Sinn käme, machen wir regelmäßig mit uns selbst. Schokolade macht glücklich! Wer in einer Krise steckt, isst automatisch mehr. So lesen wir es jeden Tag, sehen es in Kinofilmen oder in einer Soap. Und irgendwann haben wir es nicht nur geglaubt, sondern angefangen, danach zu handeln. Wir haben angefangen zu essen, weil wir uns traurig fühlen, und wir haben geglaubt, dass wir es ohne ein Brot, ein Stück Pizza, einen Schokoriegel nicht aushalten. Auch das gehört zu dieser Gehirnwäsche. Man hat uns eingebläut, dass wir dem Essen verfallen sind und zwangsläufig nachgeben müssen. So ist das eben.

Ich glaube aber, dass unsere Gefühle etwas anderes brauchen als eine Narkose! Und ich bin weiter der felsenfesten Überzeugung, dass wir Appetit und die kleine Gier aushalten können. Es tut nicht weh! (Ist nur am Anfang ein wenig lästig.) Und es bringt Sie nicht um. Versprochen! Es hat sich da nur etwas verändert, ist aus dem Ruder gelaufen, das früher einmal ganz klar war.

Warum essen wir?

In Urzeiten aßen unsere Vorfahren, weil dies notwenig ist, um zu überleben. Sie schleppten keine Fettdepots auf den Hüften mit sich herum. Essen war Energieübertragung. Vom Acker, Wild oder Fisch direkt in die Aktion, also in die Muskeln. Vielleicht gab es damals noch nicht so viele Beziehungskonflikte und gestörte Chefs, aber ich glaube nicht, dass die Menschen ihr Höhlen und Zelte voll mit Fressalien hatten, um dem nächsten Frust vorzubeugen. Wenn wir genau ins uns hineinspüren, dann wissen wir, dass uns in einer Krise ein klärendes Gespräch mehr hilft als belegte Brezeln. Doch weil wir es uns beigebracht haben, greifen wir oft eher zu Torte oder Bratwurst.

- Wir essen, wenn wir traurig sind.
- Wir essen, wenn wir Langeweile spüren.
- Wir essen, wenn wir angespannt sind.
- Wir essen, wenn wir uns freuen.
- Wir essen, um mit jemandem zu feiern.
- Wir essen, weil wir gerne mit unserer Kollegin in die Mittagspause gehen.
- Wir essen, weil Feierabend ist.
- Wir essen, weil jemand extra für uns gekocht hat.
- Wir essen, weil wir uns verführt fühlen.
- Wir essen, weil wir verführen möchten.

Ein Tag ist lang und der Gelegenheiten gibt es viele. Wir können gar nicht allen Verführungen nachgehen; kein Mensch hat so oft Hunger, wie es Gelegenheiten gibt.

Essen ist Energieaufnahme. Daher sollten wir essen, wenn der Körper Energie braucht, und nicht, weil es so lecker riecht oder weil wir Trost brauchen.

Und dabei ist es auch völlig egal, ob wir einen schnellen oder langsamen Stoffwechsel haben, sprich, ob wir schlank bleiben oder leicht zunehmen. Wenn es Ihnen darum geht, gesund zu leben, und Sie dabei vielleicht noch auf Qualität achten möchten, dann essen Sie nur, wenn Ihr Körper etwas benötigt, und nicht, weil es gerade angeboten wird oder Sie lieber heulen würden. Sie bestimmen dann, wann Sie etwas zu sich nehmen, und nicht der Zufall, ein Gefühl, eine Erwartung oder ein besonderer Duft, der Ihnen in die Nase steigt.

Dass Sie bislang anders gelebt haben, hat jedoch seinen Grund. Sie haben dieses Essverhalten nicht erfunden, sondern es ist das Resultat dessen, wie man mit Essen in Ihrer Familie umging und in welchem Umfeld Sie aufwuchsen. Es ist Ausdruck davon, wie die Gesellschaft damals über Essen dachte.

- Wenn Eltern und Erzieher ohne Hunger essen, dann werden es die Kinder ähnlich tun.
- Wenn Ihre Mutter aus Frust Pralinen kaufte, dann ist Ihre Schokosucht vielleicht ein schönes Familienritual.
- Wenn man Ihnen beibrachte, zu einer bestimmten Uhrzeit und auf einen Gongschlag hin zu essen, dann müssen Sie sich nicht wundern, dass noch heute zu dieser Uhrzeit Ihr Magen laut und vernehmlich knurrt.
- Wenn Sie als Kind im Auto nicht quengeln sollten und deswegen Gummibärchen bekamen, dann muss es Sie nicht wundern, dass Sie bei Stress in die Süßigkeitendose greifen
- Wenn Sie im Fernsehen von Werbespots beeinflusst wurden, die als Inhalt hatten, dass verbrauchte Energie zurückkommt, in Bonbons Vitamine stecken (und man deswegen am besten gleich zwei nimmt) und ein Kinderjoghurt so viel Nährwert hat wie ein kleines Steak, dann ist klar, dass Sie bei Gesundheit zuerst ans Essen denken

Wie wir essen, wann und was, ist nicht nur die Geschichte eines einzelnen Menschen, sondern die von vielen. Es gibt regionale Unterschiede, Unterschiede zwischen Land- und Stadtbevölkerung und Unterschiede bei Ländern oder Kontinenten. Mit einer

Suppe aus gekochten Vogelnestern zum Beispiel stimmen Sie hier (vermutlich) keine unglückliche Freundin froh. Würden Sie hingegen in China leben, könnte es ein Zeichen von absoluter freundschaftlicher Fürsorge sein.

ÜBUNG: Wie bunt sind Ihre Essgewohnheiten?

Essen ist Erziehungssache und gehört in die Welt der Erfahrung und des Erlebens. Wenn Sie wissen möchten, warum Sie bestimmte Essgewohnheiten haben, dann betrachten Sie Ihre Vergangenheit.

Wie ist Ihre Mutter mit Traurigkeit umgegangen?
Welchen Stellenwert hat Essen in Ihrer Familie?
Wurde zu bestimmten Uhrzeiten gegessen?
Galten bestimmte Nahrungsmittel als besonders gesund?
Oder als besonders schädlich?
Bekamen Sie Kekse, wenn man Sie motivieren wollte?
Oder waren Sie ein wenig übergewichtig und man nahm Ihnen deswegen Süßigkeiten weg?

Wie essen Sie heute? Erkennen Sie einige Situationen wieder?

Früher wussten Sie es, wenn Sie Hunger hatten

Als Sie ein Baby waren, weinten Sie nach Nahrung, wenn Sie Hunger hatten. Waren Sie satt, dann drehten Sie den Kopf zur Seite und kniffen Ihre Lippen zu. Keinen Löffel mehr nahmen Sie an. Auch keinen »für Mutti« und keinen »für Vati« und »für Tante Lieselotte« dreimal keinen. Erst als Sie älter wurden, ließen Sie sich zu dieser »Löffelliebe« überreden. Und weil Sie nicht nur andere Menschen, sondern auch sich selbst gern haben, stopften Sie sich gleich noch ein paar Zusatzlöffel in den

Mund. Sie hatten keinen Hunger, aber dennoch aßen Sie weiter. Komisch, oder?

Gehen wir noch mal zurück in Ihre Kinderzeit. Wenn Sie lange und heftig weinten, dann waren Ihre Eltern besorgt. Sie dachten nach, ***was Ihnen fehlen könnte***, und sicher waren sie auch manchmal ratlos, wie das junge Eltern eben manchmal sind. Der Reihe nach probierten sie alles durch. Angefangen bei »Ist das Baby nass?« bis »Kann es sein, dass es Hunger hat?« Erst wurde die Windel gewechselt, und als Sie weiter weinten, versuchten es die Eltern mit warmem Brei oder einem Fläschchen. Der warme Brei oder die warme Milch taten Ihnen gut. Ihre Mutter oder Ihr Vater sah erleichtert und liebevoll auf Sie herab. ***Ah, es hat Nahrung gefehlt. Das nächste Mal geben wir ihr gleich die Flasche!***

Für Sie war es schön, die Liebe Ihrer Mutter, Ihres Vaters zu spüren, und Sie begannen zu nuckeln und zu schlucken. Aber vielleicht hatten Sie gar keinen Hunger, sondern Ihr Bäuchlein tat weh oder Sie haben sich allein gefühlt. Doch diese frühe Situation lehrte Sie, dass Angst, Probleme, Konflikte sich leichter anfühlen, wenn Sie etwas essen.

Angst löst sich durch Essen nicht auf, Probleme finden durch Nahrung keine Lösung und Konflikte werden nicht bereinigt.

Später, als Sie schon brabbeln konnten, bestach man Sie vielleicht mit Löffelbiskuit, einem Stückchen Schokolade, etwas Pudding oder was sonst noch angesagt war, wenn Sie sich fürs Töpfchen meldeten oder etwas »schafften«: Wenn Sie zum Beispiel brav eine langweilige Autofahrt durchhielten oder wenn Sie nicht mehr heulten, weil Sie unbedingt aus dem Kindersitz wollten. Und obwohl Sie vielleicht eher wütend waren und keinen Hunger verspürten, ging es Ihnen gleich ein bisschen besser. Mami hatte sich um Sie gekümmert und hatte Sie belohnt. Vati hatte einen Lolli für Sie aus seiner Jackentasche hervorgezaubert.

Heute belohnen und kümmern Sie sich um sich selbst, indem Sie sich Torte, Brezeln und drei Ladungen Spaghetti ***gönnen***. Sie haben dieses Belohnungs- und Trostmuster aus der Kindheit übernommen. Kein Wunder, dass Ihnen gleich der Gedanke ans Essen kommt, wenn Sie etwas erfolgreich und mit Anstrengung geschafft haben, oder Sie sich selbst tröstend unterstützen möchten. Es gibt sogar Menschen, die eine Diät nur mit dem Gedanken durchhalten, dass sie sich nach der Diät erst mal richtig satt essen werden, oder sie malen sich aus, mit welchen Leckereien aus der Torten-Vitrine sie sich belohnen werden. Vielleicht müssen Sie jetzt lächeln, weil Sie inzwischen schon ein Gespür entwickeln haben, welche Widersinnigkeiten mit Diäten Hand in Hand gehen. Interessant bleibt aber, dass wir nicht ans Essen denken , um einen möglichen Hunger zu stillen oder für Energieaufnahme, sondern aufgrund einer seelischen Verfassung. Dafür ist Essen aber eigentlich nicht gedacht!

ÜBUNG: Was ist für Sie Trost oder Belohnung?

Wie haben Sie sich früher für kleine und größere Anstrengungen belohnt? Wie haben Sie sich in der Vergangenheit getröstet, wenn Sie traurig waren oder Ihnen irgendwie mulmig war? Schreiben Sie dies auf eine Liste und wählen Sie dann aus, was weiter als Trost und Belohnung in Ihrem Leben bleiben soll.

Ein voller Mund nörgelt nicht

Vielleicht möchten Sie auch mal ein paar Tage im Supermarkt, in der Straßenbahn oder in einem Park beobachten, wie schnell Kindern etwas zu essen oder trinken angeboten wird, sind diese irgendwie unleidlich oder verheult. Schauen Sie sich die Werbung von heute an: Kinder und Erwachsene werden in den Filmen mit Nahrung zugestopft. Kaum jammert ein Kind, wird es nach seinen Gelüsten befragt. ***Willst du dies oder willst du das? Was willst du denn, Himmel noch mal? Jetzt iss und sei still!***

Kinder bekommen ein Fläschchen, Brei, Pudding oder den Schnuller. Unzählige Menschen lieben die viereckigen Kekse mit den vielen Zähnchen, weil sie diese schon als Kinder naschten. Die Kekse gab es nicht, um Hunger zu stillen, sondern um zu trösten, zu belohnen, von etwas abzulenken. Kinder, die kauen, heulen nicht. Fluggäste, die etwas Anständiges auf dem Tablett haben, sind nicht mehr so vernörgelt oder ängstlich. Will man als Selbständiger etwas erreichen, lädt man potenzielle Kunden zu einem schönen Essen ein. Etwas gemeinsam zu essen verbindet. An Hochzeitstagen geht ein Paar miteinander teuer essen. Der Glanz von teuren Restaurants wirft ein goldenes Licht auf die gemeinsame Zeit.

Kaum möchte man sich verabreden, soll man auch schon etwas essen gehen. Essen gehört heute zum guten Ton. Wer nicht gerne isst, wird als Langweiler und Banause empfunden. Deswegen erbrechen sich viele Frauen lieber nach einem langem Abendessen, als gleich zu sagen, dass essen am Abend für sie zu viel und zu schwer ist, dass es einfach nicht ihre Essenszeit ist. Sich zu erbrechen ist unauffälliger, als sich gegen ein Abendessen zu sperren. Keine großen Worte und der Magen ist danach wieder herrlich leer.

!

»Was für ein Hobby hast du?«
»Ich esse leidenschaftlich gern.«
»Toll!«
»Ja, ich bin ein richtiger Genussmensch. Schön miteinander essen gehen, das liebe ich. Sie doch auch?!«

Essen ist kein Hobby!
Essen ist ein Grundbedürfnis unseres Körpers.

Bewusstsein ist der Schlüssel zu Ihrem Idealgewicht

Sicher sind Ihnen allein beim Lesen ein paar Gedanken gekommen, wann und wo Sie Essen für etwas anderes als Energiegewinn einsetzen. Und vielleicht regt sich in Ihnen auch Protest, indem Sie denken: Aber Essen ist doch mehr als nur Energieaufnahme!

Genau, das ist es auch. Gemeinsam zu essen ist sehr kommunikativ, aber nur, wenn alle Beteiligten essen wollen. Möchten Sie das nicht, dann sagen Sie ab, kommen Sie später oder essen Sie nur eine Kleinigkeit. Erklären Sie, dass essen am Abend für Sie zu schwer ist. Sie werden auf mehr Verständnis stoßen, als Sie denken. Bewusstes Essen, für das wir uns entschieden haben, ist eine Wohltat für Körper und Seele. Das kann auch Schokolade sein. Wenn Sie sich dafür entscheiden, dass Schokolade der beste Trost ist, den es für Sie gibt, dann trösten Sie sich weiter so. Aber tun Sie dies bewusst. Es ist das unbewusste, unentschiedene Essen, das uns dick macht. Wir essen dann fast unbemerkt, aber der Körper vergisst die belegten Brötchen nicht.

Bewusstes Essen führt nach und nach zu Ihrem persönlichen Idealgewicht.

Wenn Sie bewusst das essen, was Sie wirklich essen wollen (im günstigsten Fall, wenn Sie Hunger haben), und wenn Sie nur so viel davon essen, bis Sie satt sind, dann wird sich Ihr Körpergewicht langsam, aber stetig verändern. Sie werden Ihr persönliches Idealgewicht erreichen. Das bleibt nicht aus, wenn wir uns bewusst und gesund ernähren. Der schöne Nebeneffekt: Menschen, die sich bewusst mit sich und Ihrem Leben auseinander setzen, haben eine ganz besondere – anziehende – Ausstrahlung. Unbewusstes Essverhalten hingegen ist für Körper und Seele ungesund.

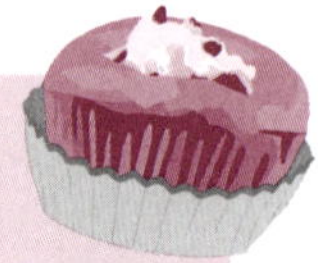

BEISPIEL: Essen aus Unzufriedenheit

Lea sitzt bei mir am Tisch. Sie ist Heilpraktikern und etwas mollig. Auch ihr Mann hat etwas Übergewicht. Beide möchten gerne »abspecken«. Wir sitzen und essen. Lea holt sich zwei Teller Suppe, ihr Mann ebenfalls. Dann essen beide von dem schönen Salatbüfett, das im Speiseraum des Seminarhauses aufgebaut wurde. Danach holen sie sich Brot und Käse. Sie trinken jeder einen Dreiviertelliter Apfelsaftschorle. Lea geht noch einmal zum Büfett. Das Brot ist frisch und schmeckt sehr gut. Sie holt sich zwei Scheiben, dazu eine kleine Käseauswahl und noch eine Gurke. Als die Köchin des Hauses übrig gebliebenen Kuchen vom Nachmittag anbietet, greift Lea freudestrahlend zu. Der hatte ihr so gut geschmeckt. Sie isst ein Stückchen und nimmt sich noch eines mit aufs Zimmer. Für den kleinen Hunger in der Nacht. Der kommt nämlich ganz bestimmt. Im Moment fühlt sich Lea satt.

Das sollte sie wohl auch sein, mögen Sie jetzt denken. Aber Lea ist nicht satt. Sie ist zwar vollgefressen, doch Hunger hat sie noch immer. Es ist nicht ihr Magen, der Hunger hat, sondern ihre Seele. Nach was Lea hungert, kann ich in diesem Moment nur vermuten. Ganz sicher wäre sie lieber an einem anderen Ort, denn das Seminar, das wir besuchen, gefällt Lea nicht. Sie fühlt sich zwischen ihrem Mann, der das Haus als Gast besucht, und den anderen Teilnehmern des Kurses hin- und hergerissen. Außerdem gibt es da so ein Gefühl, dass man sie nicht mag. »Ich bin oft eine Randfigur bei Seminaren«, vertraut sie mir bei einer Tasse Tee an. Ich kann gut verstehen, dass sie diese innere Lücke mit etwas Schokolade füllen will.

Dass sie in diesem Moment des Frustes zu viel isst, merkt Lea nicht. Sie erzählt mir, dass sie nach dem Seminar ihren Ernährungsplan umstellen möchte, um ein paar Kilos zu verlieren. Bis dahin »haut sie noch mal richtig rein«.

Aber eine Heilpraktikerin müsste es doch wissen, denken Sie sich vielleicht. Doch warum wir essen und was wir damit wirklich bezwecken, hat nichts mit Intelligenz, Ausbildungen und Abschlüssen zu tun. Wenn Sie so wollen: Es kann jeden von uns treffen. Jeder Mensch kann zunehmen, wenn er Lücken im Leben mit Nahrungsmitteln stopft. Wenn sich unser Essverhalten dauerhaft verändern soll, müssen wir uns um eine neue Einstellung bemühen. Bemühen bedeutet: Wir wenden uns etwas zu, schauen genauer hin, wollen herausfinden und verändern. Nicht alle Menschen haben darauf Lust. Und ganz schön vielen fehlt dazu auch der Mut. Denn es ist ja so: Die Lücke nicht mehr mit Bratwurst und Diätriegeln zu füllen bedeutet, herauszufinden, wann und auf was meine Seele wirklich Hunger hat.

Was hätte Lea tun können? Das weiß sie am besten. Mir kommt in den Sinn, sie hätte mit den anderen Teilnehmern sprechen oder ihre Nähe suchen können. Vielleicht wäre es gut gewesen, den Kurs abzubrechen. Lea hätte sich für eine gemeinsame Zeit mit ihrem Mann entscheiden können oder mit ihm neu vereinbaren können, dass sie sich stärker in den Ablauf einklinken möchte. Möglicherweise hätte das auch zur allgemeinen Entspannung in der Gruppe beigetragen. Denn obwohl es keine Streitereien gab, hing ja eine Spannung in der Luft. Auch Lea hat offenbar gelernt, Spannungen mit Süßigkeiten auszugleichen. Diese Befriedigung wirkt kurz, danach bleibt ein schales, unbefriedigtes Gefühl und möglicherweise eine Gewichtszunahme. Süßigkeiten klären und verändern nichts. Lea wird sich weiter ärgern, was den Frust verstärkt. Ein Ärger greift so in den nächsten über.

Mit sich gut umzugehen heißt erkennen, wann ein Konflikt mich ans kalte Büfett treibt, wann es pure Genusssucht ist und wann Hunger. Es ist nicht immer leicht, die eigenen Bedürfnisse zu verstehen. Vielleicht wäre es Lea auch bei einem Abbruch des Seminars nicht gut gegangen, aber sie hätte wenigstens gewusst, woran sie ist. Jetzt hat sie nur den Ärger mit der Waage und eine schlechte Zeit. Außerdem hat sie nicht authentisch gehandelt.

Wie wissen, was wir wirklich brauchen

Sie sind für sich gerade dabei, Ordnung in dieses Durcheinander von Bedürfnissen zu bringen. Denn mal ganz unter uns: Ein bisschen Lea sind wir doch alle! Doch wenn wir uns die Mühe machen und in uns hineinhören, dann stellen wir bald fest, dass unsere Seele und unser Körper ganz eindeutige Hinweise darauf geben, was sie brauchen, damit wir uns innerlich rund fühlen und nicht äußerlich rund werden.

!

Wir wissen, was wir wirklich brauchen.
Nur fehlt uns manchmal der Mut, es uns zu holen.
Dann essen wir eben als Ausgleich ein Stück Torte.
Trinken ein Glas Sekt.
Oder kaufen für den Grillabend ein.
Und schon fühlen wir uns ein bisschen besser.
Meinen wir.
Tun wir aber nicht.

Das war die Geschichte von Lea. Wünschen wir ihr, dass sie sich nicht wieder voll fressen muss, wenn es ihrer Seele nicht gut geht. Denn das ist wirklich ***reinhauen***. Man haut sich selbst eine rein. Stellt sich selbst ein Bein. Sie sind dabei, dies in Ihrem Leben zu verändern.

Bestimmt wissen Sie jetzt schon, was es ist, das Sie in Ihrem Leben verändern können. Eigentlich wissen Sie schon lange, um was es geht. Nun nehmen Sie sich die Zeit, diese Veränderungen genauer zu betrachten und sich mit ihrem Wesen anzufreunden.

Jetzt geht es um Sie und um mich. Warum auch ***um mich?*** Weil der Weg zu sich selbst niemals richtig abgeschlossen ist. Es handelt sich dabei eher um eine lebenslange Wanderung, auf der ich mich ebenfalls befinde. Wenn man sich auf den Weg macht, dann lernt man immer neu dazu. Manchmal ist das anstrengend, manchmal fremd, manchmal heiter, manchmal merkwürdig und immer wieder aufregend neu.

IHR REISETAGEBUCH

Wenn Sie sich wieder neu entdecken wollen, ist ein ***Reisetagebuch*** praktisch. Vielleicht haben Sie nach meiner Anregung im Vorwort schon eines angefangen oder haben dieses Buch mit Anmerkungen versehen, die Ihre Gedanken widerspiegeln. Im Rückblick können Sie dann irgendwann nachlesen, wann Sie sich einst auf den Weg machten und was Sie alles sahen. Das Reisetagebuch wird Sie motivieren, unterstützen und begleiten. Sie können darin die Fragen beantworten, die ich Ihnen stelle oder die Ihnen selbst in den Sinn kommen. Sie können Symbole hineinmalen, Bilder einkleben, Postkarten und kleine Zettel und Sprüche hineinschreiben.

Die Zeichen deuten

Je besser Sie sich selbst kennen lernen, desto eher werden Sie ohne Waage merken, wenn Sie etwas molliger werden. Sie spüren das dann, weil Sie sich nicht mehr wohl fühlen, sehen sich nicht mehr gerne nackt im Spiegel an, vermeiden Fotos am Strand.

Wenn Sie einen anderen Menschen betrachten: Sehen Sie dann, ob er zu schwer, zu leicht ist oder vermutlich sein Wohlfühlgewicht hat? Müssen Sie ihn dafür wiegen?

Es geht nicht um ein bestimmte Zahl, die Ihr Gewicht ausdrückt, sondern darum, dass Sie sich wohl fühlen und Ihren Körper als gesund erleben.

4 Am Anfang war der Spiegel …

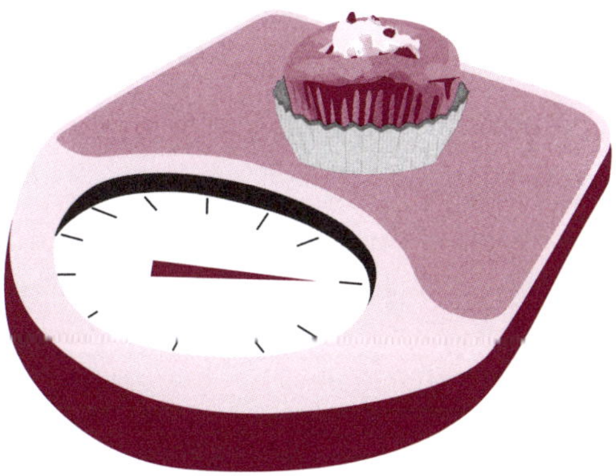

»Wie sehe ich denn aus?«

Am Anfang war der Spiegel … und was wir darin sahen, war nicht gut. So war es zumindest früher. ***Früher*** ist die Zeit, als Sie noch keine Idee davon hatten, dass man seinen Körper auch lieben könnte. »Wie sehe ich denn wieder aus?« ist einer der häufigsten weiblichen Kommentare, die vor Spiegeln fallen. Je größer der Spiegel, desto lauter das Gejammer.

Doch nun zu Ihnen, wieder ins Hier und Jetzt. Mit welcher inneren Stimme, welcher Betonung lesen Sie diese Worte? Überprüfen Sie es kurz: ***Wie sehe ich denn aus?***

Klingt es neugierig, neutral und auf sich selbst gespannt? Etwa so: »Mmmmh, wie sehe ich denn aus? Mal vor den Spiegel gehen und rechts- und linksherum drehen. Und auch von hinten anschauen. Aha, so trage ich meine Haare? Und was für Schuhe habe ich denn an …?«

Oder bemerkten Sie noch eher den alten, genervten Unterton: »Meine Güte, wie sehe ich denn heute wieder aus? Das gibt es doch gar nicht! Ich war doch erst beim Friseur, und was ist denn das für ein Durcheinander auf dem Kopf. Und dann diese Wurstpelle, in der ich stecke. Es ist einfach zum Weglaufen, dieses Spiegelbild.«

Wenn es Ihnen so ergeht wie vielen Frauen, die ihr Leben zu lange mit Diäten teilten, dann kann es sein, dass Sie eher bereit sind, an sich herumzunörgeln, als genau ***das*** im Spiegelbild zu finden, was Ihnen an sich selbst gefällt. Vielleicht möchten Sie sich lieben, wären da nicht die vielen ***Fehler***. Fehler des Körpers, des Verhaltens, des Lebens.

Die meisten Frauenzeitschriften und Diäten haben dafür gesorgt, dass Sie alle Macken Ihres Körpers herunterbeten können. In nahezu jeder Ausgabe (und es gibt viele Frauenzeitschriften und viele Ausgaben pro Woche) wird Ihnen detailliert eine kleine oder größere Baustelle Ihres Körpers oder Ihrer Seele aufgezeigt, die Sie verbessern könnten, wenn Sie nur wollten:

- Haare haben weder Form noch Farbe: Friseur
- Augenbrauen haben nicht die richtige Form: zupfen
- Durchsetzungskraft verbessern
- Mund hat keine schöne Form: nachziehen
- Mehr Mut zum Flirt
- Teint ist unrein: waschen
- Hals ist faltig: alles zu spät!
- Busen hängt: Sport oder Lifting
- Beine sind dellig: Sport oder Creme oder Operation
- Hintern hängt: oje! Sport oder lieber gleich Lifting?
- Füße sind zu rissig: Creme
- Mehr Selbstbewusstsein!
- Karrierebewusstsein schulen
- Zähne sind nicht weiß: Zahnarzt

Und dann natürlich der Bauch, der ist immer zu dick und manchmal zu mager. Aber mit Magersucht lässt sich kein Geld verdienen, deswegen wenden sich die Produktfirmen und Verlage lieber den rundlichen Frauen zu. Am liebsten denen, die noch »fest im Fleisch« sind, sprich, wo man überhaupt noch etwas unternehmen kann und die Dicke noch halbwegs appetitlich daherkommt. Sie werden in den Frauenzeitschriften kaum Fotos von Frauen finden, die vierzig und mehr Kilos abspecken müssen. Diese Bilder sehen Sie eher in Anzeigen von Diäten oder Produkten, mit denen man schnell und sagenhaft viel abnehmen kann. Nein, bei der Zielgruppe, die Frauenzeitschriften gewinnen möchten, handelt es sich um Frauen, die zwischen drei und zehn Kilo verlieren sollten. Also genau ***unsere kleine Selbsthilfegruppe***. Frauen, bei denen eine Gewichtsabnahme möglich ist und mit ein wenig Disziplin erreichbar erscheint. Mittels einer Diät. Ohne die geht es nämlich nicht. Und wer es nicht schafft: Nicht die Diät war schuld, sondern eher die Tatsache, dass ständig die Regeln gebrochen oder vergessen werden und man außerdem und sowieso als hoffnungsloser Fall von Gier und Schokoladensucht in die Weltgeschichte eingehen wird.

Es liegt in der Natur der Diät, uns vor Augen zu halten, dass wir so, wie wir sind, nicht gut sind. Man schlägt uns vor, uns ein wenig zu verändern. Nicht viel, ein paar Kilo hier und ein bisschen Fett da. Es gibt die unterschiedlichsten Vorschläge, auf welche Weise und wie schnell Sie Gewicht verlieren können. Um uns zu motivieren, werden uns Vorher/Nachher-Bilder von Frauen gezeigt, die es »geschafft« haben. Es ist aber nicht gesagt, dass diese Frauen heute noch immer die neue, schlanke Figur haben! Denn wer mit einer Diät abnimmt, steuert unweigerlich auf die nächste zu. Und zwar spätestens dann, wenn das alte Gewicht wieder da ist oder überschritten wurde.

DAS JOJO, MIT DEM NIEMAND GERNE SPIELT

Die meisten abgenommen Kilos sind mit Bumerangs ausgestattet. Sie wollen wie E.T. immer wieder »nach Hause!«. Kaum sind sie also weg, sind sie auch schon wieder da. Die viertel, die halben und die ganzen Kilos. Eines Morgens blickt man in den Spiegel oder starrt entgeistert auf die Waage und kann nicht fassen, was man da sieht. Sie sind alle wieder da! Und: Sie haben sogar noch ein paar Freunde mitgebracht! Das ist der so genannte Jojo-Effekt.

Wie kommt es zum Jojo-Effekt?

Bei einer Diät merkt der Körper, dass es an seine Vorräte geht, denn er bekommt auf einmal nicht mehr den Nachschub in der Form, wie er es gewöhnt ist. Also folgert er daraus, dass er sparen muss, und geht an seine Reserven. Das sind aber leider nicht die nutzlosen Eisbecher auf den Hüften, sondern die Eiweiße der Muskeln. Auch die Speicher an Mineralstoffen und Vitaminen werden angezapft. Der gesamte Stoffwechsel fährt herunter und pendelt sich auf einem niedrigeren Level ein, was er auch nach der Diät beibehält. Wir verbrennen also viel weniger Kalorien, was dramatisch ist, wenn wir die Diät (endlich) für beendet erklären und wieder ***normal*** essen.

Unser Körper hat die mageren Zeiten nicht vergessen. Das war eine fiese Zeit, denkt er sich und will sich im voraus wappnen, sollte die Luft kalorientechnisch wieder dünn werden. Er benutzt die Kalorien, die wir zu uns nehmen, nicht in erster Linie für Körperfunktionen, sondern die kommen ins ***Sparbüchschen***, was nichts anderes bedeutet, als dass er als Erstes die leeren Fettzellen wieder auffüllt. So spart und sammelt er in alter Hausfrauenmanier für die nächsten mageren Tage. Er sorgt vor. Das merkt man dann auf der Waage. Ist die Verzweiflung darüber groß und wird die nächste Radikaldiät in Angriff genommen (»5 Kilo in 10 Tagen!«), beginnt der Kreislauf von neuem. Der Körper geht an die Eiweißreserven, hamstert für die nächsten schwachen Zeiten und packt auf seine Vorräte von eben nun noch eine Kleinigkeit mit drauf. Man kann nie wissen, denkt er sich. Deswegen machen besonders Radikaldiäten dick.

Zudem haben leere Fettzellen nur eins im Sinn: Sie wollen möglichst schnell wieder fett werden! Als guter Weg haben sich Hilfeschreie ans zentrale Nervensystem bewiesen, die wir als Heißhunger bemerken. Der Heißhunger hört auch dann nicht auf, wenn die Fettzellen wieder pralle Kammern haben. Das heißt, wir nehmen »ab und zu und ab und zu und ab und zu und ab und wieder zu«, wie das schon die Liedermacherin Pe Werner so schön besang.

Qualität als Maßstab

Früher, als wir noch keine industriell gefertigten Nahrungsmittel hatten, da gab es auch keine Diäten. Höchstens der Adel hungerte. Denken Sie an Sisi, die schöne Kaiserin von Österreich. Aber die hungerte so oder so, nicht nur ihr Körper, sondern vor allen Dingen ihre Seele.

Die meisten Menschen damals aßen einfach dann, wenn sie Hunger hatten, vorausgesetzt, es gab überhaupt etwas zu beißen. Die Nahrungsenergie wurde sofort wieder umgesetzt, denn es gab weder Autos noch all die andern Dinge, die uns den Alltag heute so angenehm machen. Unsere Vorfahren mussten sich die Leckereien hart erarbeiten, im wahrsten Sinn des Wortes. Es gab noch keinen Kühlschrank, in dem man allerlei süße und deftige Schweinereien horten konnte. Und es gab natürlich längst nicht die Auswahl an Nahrungsmitteln und Getränken, wie wir sie heute kennen. Man aß, was die Natur hergab und manchmal Spezialitäten, die Reisende aus fremden Ländern mitbrachten. So war es kein Problem, schlank zu bleiben.

Ich will damit nicht sagen, dass das ein traumhafter Zustand war, sondern dieser Rückblick soll Ihnen deutlich machen, dass die wahre Herausforderung in unserer Gesellschaft darin liegt, nicht alle Angebote anzunehmen, die sich uns bieten. Das gilt für Fernsehkanäle, schlechte Spielfilme, Bücher, Vereine, Urlaubsangebote, Kosmetik und für Nahrung. Je größer die Auswahl, desto häufiger sind wir gezwungen, »Nein!« zu sagen.

Wenn Sie eine schlechte Show im Fernsehen »wegdrücken«, dann verspüren Sie keine Schuldgefühle, sondern sagen sich: »Wenn die was Anständiges produzieren, dann schalte ich wieder ein. Für den Mist ist mir aber meine Zeit zu schade.« Und Sie zappen weiter, bis Sie etwas gefunden haben, das Ihren Qualitätskriterien entspricht. So ähnlich und selbstbewusst können Sie sich für oder gegen Nahrungsmittel entscheiden. Wenn Ihnen Ihre Kantine nur Mist anbietet, dann müssen Sie sich nicht fragen, was mit Ihnen nicht stimmt, weil Ihnen das Angebot nicht behagt, etwa mit dem Gedanken: Andere essen es doch auch! Sondern: Das angebotene Essen entspricht nicht Ihren Qualitätsansprüchen. Also müssen Sie sich etwas überlegen. Im Supermarkt haben Sie zum Beispiel die Möglichkeit, sich für qualitativ hochwertige Nahrungsmittel (das sind für mich Nahrungsmittel mit einem hohen Wert für meinen Körper) zu entscheiden. Vielleicht kostet das ein bisschen mehr, aber das ist in Ordnung, denn es handelt sich ja hier um Qualität. Nicht, weil Ihnen wie beim Fernsehen die Zeit zu schade, sondern weil Ihnen ***Ihr Körper zu kostbar ist***. Wenn Sie hochwertige, gesunde Lebensmittel essen, dann nehmen Sie nicht zu. Vorausgesetzt, Sie essen dann, wenn Sie Hunger haben (und so lange bis … genau!).

Seien Sie Ihrem Körper treu

Es ist eine große Liebeserklärung an sich selbst, wenn man beginnt, bei der Nahrung auf Qualität zu achten. Und wenn man sich trennt. Und zwar von allen Diäten und Schlankmachern, die sich in Ihrem Haus, in der Wohnung oder in Ihrem Kopf breit gemacht haben. Ihr Körper besteht nämlich auf eine monogame Liebe und möchte keine Liebhaber, die immer wieder Gift in die Beziehung tragen. Er möchte, dass Sie sich ihm zuwenden und ihn achten und ehren. Er will, dass Sie ***ihm*** glauben und nicht jeder hergelaufenen Diät, die Sie aus einer Frauenzeitschrift anspringt. Ihr Körper will Sie zu hundert Prozent. Er möchte sich mit Ihrer Seele als eine Einheit sehen. Das geht nur, wenn Sie sich seiner Sprache öffnen und sich dafür interessieren, was er Ihnen erzählen will. Diäten sind dabei trennende Elemente. Geradeso, als würden Sie Ihren Liebhaber im Kleiderschrank verstecken und Ihrem Mann vortäuschen, es sei alles in schönster Ordnung.

Selbstliebe bedeutet, für sich selbst nur das Beste zu wollen – für Körper, Geist und Seele.

Sich selbst zu lieben, bedeutet, sich mehr und mehr zu vertrauen. Loverboy Mr. Diät hat bei dieser Liebe keinen Platz. Viele Frauenzeitschriften rechnen aber noch immer mit deutlich erhöhten

Verkaufschancen, steht das Wort »Diät« fett auf dem Titelblatt. Diäten binden. Wenn man sich für das Leben mit Diät entschließt, ist man nie allein. Mögen noch so viele Männer kommen und gehen, einer Diät bleibt man treu. Allerdings hatten die meisten von uns eher an eine Affäre gedacht – und nicht an einen Terror fürs ganze Leben. So ein bisschen Augenklimpern, meinten wir, und Tralala, und wenn die Kilos von uns gefallen sind, wollten wir erst einmal zum Friseur gehen, neue Röcke und Schuhe kaufen und ein wunderbar schlankes, schönes Leben führen. Eine Menge würde sich verändern! Und dann begann der neue Rock schon bald zu kneifen. Es wurde alles wieder eng. Wir zogen den Bauch ein und schimpften auf das blähende Essen. Oder wir machten Reinigungen und die Textilindustrie verantwortlich, weil die neue Hose (sündhaft teuer, da als Belohung für drei Kilo minus natürlich in der Edelboutique gekauft) mit jedem Waschgang spürbar schrumpfte.

Tief in unserem Herzen wussten wir natürlich, dass wir wieder **schwach** geworden waren, und das, obwohl wir zugenommen hatten! Wir waren wieder dabei, dick zu werden, und schon hörten wir die Schritte vor dem Haus, es klingelte und als wir durch Guckloch sahen, da stand unser Loverboy Mr. Diät wieder an der Tür, lächelte überheblich und winkte mit einem Heft oder mit einer Tüte voll Tabletten oder Pülverchen. Wir öffneten und ließen ihn ins Haus. Wir hofften, Mr. Diät hätte sich in den letzten Monaten verändert. Sei freundlicher, handzahmer, gutmütiger geworden. Oder hätte eine wirklich neue Idee mitgebracht. Doch auch diesmal wurden wir enttäuscht. Seine Vorschriften waren nach wie vor anstrengend und sein Auftreten herrisch. Wieder bekamen wir vorgeschrieben, was wir zu essen und was wir zu lassen hatten, wieder wurden wir gemaßregelt, und erneut sah er uns strafend an, weil unser Gewicht sich zu langsam, zu schnell, oder gar nicht veränderte. Hatten wir wirklich gedacht, Mr. Diät würde jetzt netter mit uns sein? Fürsorglicher? Aufgeschlossener und nicht mehr so streng? Nein, das wird nicht passieren, Ein Mr. Diät ändert sich nie!

Mit einer Diät hat man keinen One-Night-Stand

Das lässt Mr. Diät nicht zu. Das Techtelmechtel mit einer Diät wird viel eher ein lebenslanges Verhältnis – allerdings mit wechselnden Partnern. Bei Diäten ist das erlaubt. Mal bandeln wir mit Kohlenhydraten an und mal werfen wir diese aus dem Haus. Je nachdem, was uns die Diät verschwörerisch suggeriert. Wie die Schlange Ka aus dem Dschungelbuch zischelt sie: »Vertraue mir …«, und wir sinken seufzend auf die Knie.

Eher trennen sich Frauen von ihrer besten Freundin oder ihrem Mann als von einer Diät. Die Diät wird »gehalten«, komme, was wolle, und sei sie noch so widersinnig und noch so verhasst.

Zeigen Sie Mr. Diät die Tür! Reichen Sie ihn auf keinen Fall an Ihre beste Freundin weiter!

Die Liebesbeziehungen, die Sie unglücklich machten, werden auch Ihre Freundinnen nicht beglücken. Halten Sie Ihre Freundinnen lieber davon ab, sich Hals über Kopf in eine der Diäten zu verlieben, die in Buchhandlungen, Drogeriemärkten, Apotheken oder an Kiosken ihren ahnungslosen Opfern auflauern. Eben dachten wir noch, wir wären okay, doch kaum haben wir den Fettgehalt unserer Oberarme berechnen lassen, stellen wir fest, dass wir als Alarmstufe 3 durch die Stadt flanieren. Dabei sehen wir vielleicht gerade so, wie wir sind, süß, schön, zauberhaft aus.

Wer seinen Wert von seinem Gewicht und von sichtbaren oder noch nicht sichtbaren Fettpölsterchen ableitet, und wer als Schlussfolgerung eine Lebensgemeinschaft mit Diäten eingegangen ist, hat viel gelernt in seinem Leben – und einiges verloren: unter anderem den Kontakt mit sich selbst. Viele Menschen wissen nicht mehr, wann sie Hunger haben, und sie trauen sich selbst nicht über den Weg, ließe man sie mit einer Schwarzwälder Kirschtorte allein in einem Raum.

Trennen Sie sich von Mr. Diät

Machen Sie also beherzt Schluss mit Ihrem Loverboy. Dreierbeziehungen in der Liebe führen meist zu Tränen. Das gilt für die Liebe mit einem Mann und auch für die Liebe zu sich selbst. Eine herkömmliche Diät und Selbstliebe schließen einander aus, besonders da Sie ab jetzt einiges vorhaben:

Sie wollen Ihren Körper lieben, achten und ehren.
Sie möchten seine Signale empfangen.
Sie wollen wissen, wie er sich bemerkbar macht,
wenn er Hunger hat.
Sie wollen erfahren, wie er zeigt, dass er satt ist.
Und Sie wollen herausfinden, wann es der Magen ist,
der mit Ihnen spricht, und wann Ihre Seele.

Diäten möchten, dass Sie bestimmte Produkte kaufen, nach der Pfeife eines dubiosen Experten tanzen und dass Sie sich selbst nicht gut kennen. Dadurch würde eine Diät nämlich überflüssig. Mr. Diät, Ihr früherer Liebhaber, will aber (koste es, was es wolle!) in Ihrem Leben bleiben. Er will nicht, dass Sie selbstständig sind, denn das würde bedeuten, dass Sie sich von ihm abwenden. Deswegen flötet er Ihnen seit Jahren ins Ohr, dass Sie ***es alleine nicht schaffen***. Gehässig zeigt er auf das Zifferblatt der Waage und meint: »Siehst du, Schätzchen, kaum lässt man dich allein, wirst du wieder fett. Also, beginnen wir von vorn!«

Das ist weder liebevoll noch unterstützend, noch aufbauend. Machen Sie Schluss! Trennen Sie sich von diesem Liebhaber, der eigentlich ein Diktator ist. Weisen Sie der Diät die Tür. Mr. Diät sah immer nur Ihr Gewicht und niemals Ihre Seele. Für solche oberflächlichen Beziehungen sind Sie aber nicht mehr offen. Und das sagen Sie jetzt laut, etwa mit folgenden Worten:

»Es tut mir gar nicht leid und ich lasse mich heute von dir scheiden. Du bist mir entsetzlich auf den Wecker gegangen mit deiner ständigen Besserwisserei. Dein Genörgel hat mir schon oft zum Frühstück den Tag versaut, wenn ich Dinge essen und trinken sollte, die mir gar nicht schmecken, nur weil DU gemeint hast, ich müsse sie essen. Jetzt reicht es. Du hast mir genug Feste und Wochenenden verdorben. Deine scheinheiligen Sprüche, ich sähe nach drei Wochen wie eine junge Göttin aus, die kannst du ab jetzt der Wand erzählen. Alles Blödsinn. Mach, dass du wegkommst aus meinem Leben, du setzt keinen Fuß mehr über meine Türschwelle!«

Prima gemacht! Sie sind befreit! Die fiese Diät, die alles kontrolliert hat, ist weg. Ach so, sie hat ihren Statthalter noch dagelassen? Die böse Schwiegermama? Die Waage? Also, die muss aber wirklich aus der Wohnung. Schmeißen Sie sie raus! Sie werden sie nicht mehr brauchen, denn ab jetzt wissen Sie von alleine, ob Ihr Gewicht stimmt oder ob Sie etwas daran verändern möchten.

ACHTSAMKEIT STATT WAAGE

Haben Sie derzeit Ihr Wohlfühlgewicht? Wenn nicht, wie viel Kilo weniger sollten es denn idealerweise sein? Haben Sie dafür nun eine Waage gebraucht? Wir spüren es, wenn wir zu dick werden. Die Hose kneift, die Bluse spannt. Bei etwa drei Kilo über unserem persönlichen Idealgewicht merken wir von selbst, dass wir zulegen. Dies ist der Moment, in dem wir wieder achtsamer werden sollten, wollen wir nicht noch mehr zunehmen. Achtsam sein bedeutet, darauf zu achten, wann wir essen wollen, warum und was es wirklich sein soll. Achtsam sein bedeutet auch zu merken, wann wir satt sind.

Nach der Trennung

Es ist Ihnen ernst. Ab jetzt werden Sie sich selbst lieben und keinen Versprechungen mehr hinterherlaufen. Schönes Gefühl? Nun, falls Sie jetzt trotz aller Erleichterung auch so etwas wie einen Kloß im Hals verspüren, ist das normal. Schließlich haben Sie viele Jahre mit der Diät geteilt. Sie haben sich aneinander gewöhnt und kannten jeweils Ihre Macken. Und nun ist die Diät fort für immer und lässt Sie allein zurück. Aber halt! ***Sie*** haben die Diät hinausgeschmissen und die Beziehung beendet. Und es könnte sein, dass Sie nach einiger Zeit auch das Gute an der alten Diät sehen. Das Gute bei Diäten sind für mich die genaue Untersuchung von Lebensmitteln nach deren Inhalten, Zusammensetzungen und Nährwert. Das hilft weiter. Wollen Sie also mehr über Gemüse und Co. erfahren, sind Diätratgeber gar nicht schlecht. Wenn Sie sich sicher in Ihrem neuen Glück fühlen, kann es sein, dass Sie sich gelegentlich mit Ihrem früheren Geliebten auf einen Kaffee treffen, um ein wenig über Gesundheit und Lebensmittelempfehlungen zu plaudern. Aber ins Bett kommt er auf keinen Fall mehr!

Bis es zu diesen lockeren Treffen kommt, muss aber in der Regel ein wenig Zeit vergehen. Jede Trennung braucht ihre Zeit und einen gewissen Abstand. Nun geht es um Sie! Nachdem Sie sich von der Diät abgewendet haben, können Sie sich nun freien Herzens zu Ihrem Körper bekennen. So, wie er gebaut ist. Mit all den Schönheiten und kleinen Schwächen.

Es geht um Liebe!

Es geht um das Liebesverhältnis, das wir mit dem eigenen Körper pflegen wollen. Sie und Ihr Körper sind ein Paar. Und zwar ein wunderschönes. Wenn Sie eine ehrliche Liebesbeziehung mit Ihrem Körper haben, hochwertige Nahrung dann essen, wenn Sie Energie benötigen und auf Qualität in Ihrem Leben (und nicht nur bei der Nahrung) achten, dann wird sich Ihr Gewicht schon bald von ganz alleine regulieren. Sie werden dann das essen, was Sie essen möchten, und Sie werden nicht zunehmen. Und wenn doch, dann werden Sie das bald erkennen und danach wieder nur so viel Essen zu sich nehmen, wie Ihr Körper verwerten kann. Sicher denken Sie jetzt: ***Ja, das stimmt alles. Klar. Ab jetzt liebe ich meinen Körper wirklich und passe besser auf uns auf.***

Hätte Ihr Körper eine Mimik, dann würde er jetzt seine Brauen hochziehen. Soll er Ihnen wirklich glauben? Werden Sie diesmal wirklich nicht wieder nach dem ersten Krach mit der erstbesten Diät fremdgehen? Ihn sitzen lassen, den Kontakt unterbrechen? Nur weil eine brandneue Diät Ihnen »Sieben Kilo in sieben Wochen« süß ins Ohr flüstert? Ihr Körper, Ihre Seele, die hätten es diesmal gerne schwarz auf weiß. Zumal diese beiden Seiten Ihres Seins wissen, dass »Hüftgold« niemals von heute auf morgen verschwindet. Es hat sich liebevoll in uns festgebissen und löst sich nur nach und nach und mit viel Zeit und langen Abschiedszeremonien.

Zu viel Gewicht kann fast jeden treffen. Auch das Alter spielt keine Rolle. Je mehr wir aber wissen, dass unser Gewicht nicht für sich alleine steht, sondern seine Ursachen und Hintergründe hat, desto besser können wir auf uns achten und für uns sorgen.

Treffen Sie eine Vereinbarung mit sich selbst

Die Liebe zu sich selbst unterscheidet sich nicht wesentlich von der Liebe zu einem anderen Menschen. Beim Aufbau einer Beziehung muss geklärt, festgelegt, erzählt, nachgedacht, geweint und besprochen werden. Manchmal muss man sogar Vereinbarungen treffen und diese unterschreiben. Wie auf dem Standesamt.

Gute Idee! Bekennen Sie sich schriftlich zu Ihrem Körper, Ihrer Seele, Ihrer inneren Weisheit. Standesamt? Damit haben Sie nicht gerechnet. Tja, manchmal kommt die Heirat schneller, als man denkt.

VEREINBARUNG

Hiermit vereinbare ich .... (Ihr Name), dass ich ab jetzt ein neues Verhältnis mit meiner Seele und meinem Körper eingehen werde. Ich verspreche mir, dass ich meiner Seele zuhören werde, wenn sie mir etwas erzählen möchte, und ich werde auf die Signale meines Körpers achten.

Darüber hinaus werde ich mich mit der Qualität in meinem Leben beschäftigen. Ich werde hochwertige Lebensmittel zu mir nehmen, mir frische Luft und Bewegung gönnen, gute Gespräche, freundliche Kontakte und schöne Lebensziele. Und ich werde mir Mut zusprechen, wenn sich wieder eine Diät in mein Leben drängen will.

Ich will mein Leben ab jetzt nur mit mir teilen, in guten und in schlechten Tagen. Immer schöner, enger und vertrauter soll meine Selbstliebe werden. Ich will mein Bestes dafür tun.

.................., den ....

(Unterschrift)

Haben Sie die Vereinbarung unterschrieben? Wie wunderbar und rührend – und nun möchten Sie sich vielleicht einen Ring kaufen? Einen Ring, der Sie immer daran erinnert, dass Sie sich selbst ein Eheversprechen in Liebe gegeben haben? Jedes Mal, wenn Sie möglicherweise wieder an sich zweifeln, wird Sie der Ring daran erinnern, dass Sie ab jetzt zu sich und Ihrem Körper stehen. Ist das nicht ein romantischer Anfang einer wunderbaren neuen Zeit? Vielleicht möchten Sie mit einem Glas Champagner auf die neue Liebe anstoßen und sich selbst reumütig zuflüstern:

»Ich habe mich ganz schön oft übersehen. Manchmal war ich wie blind. Ich habe gar nicht gesehen, was ich für schöne .... (bitte etwas einsetzen) habe, und dann noch dieses .... (und noch etwas) und außerdem bin ich .... (und noch etwas). Wenn ich mich im Spiegel anblicke, dann sehe ich meinen kostbaren und schönen Körper. Jetzt möchte ich ihn näher kennen lernen und seine Sprache verstehen. Ich möchte es wissen, wenn es mir an etwas fehlt, und es mir dann geben. Und ich halte es auch aus, wenn ich manchmal quengelig werde und ein Trosthäppchen brauche. Das geht auch wieder vorbei und Ausnahmen sind erlaubt. Ich akzeptiere die Zeit, die es braucht, denn ich muss mich selbst erst wieder kennen lernen und mich an mich gewöhnen. Es wird mir aber eine Freude sein, mit mir vertraut zu werden, und ich will mir treu bleiben bis an mein Lebensende!«

Meine Güte, wie schön! Oder?

Machen wir lieber noch einmal die Probe aufs Exempel:

»Wie sehe ich denn aus?«

Klappt es nun besser? Oder sind Sie noch immer nicht ganz zufrieden mit Ihrem Ton? Glauben Sie es sich etwa nicht, wenn Sie sich sagen: »Ich sehe wunderbar aus?« Kein Wunder. Sie haben über Jahrzehnte das Gegenteil gehört und gelesen. Bis hin zu dem Vorurteil, das intelligente Frauen hässlich sind. Registrieren Sie in der nächsten Zeit bewusst das, was Sie hören und lesen. Männer dürfen schlau sein und dabei stolz ihren Bierbauch vor sich hertragen. Sie haben dicke Bankkonten und ungepflegte Glatzen. Keiner schreibt einem mächtigen Mann vor, wie er auszusehen hat. Hauptsache, er hat was zu sagen und Verbindungen, von denen man profitiert. Frauen sollen in erster Linie schlank und schön sein. Wenn sie dann noch etwas im Kopf haben, ist das als ein Wunder der Natur zu betrachten – die Regel ist das aber nicht. Und eigentlich ist es auch ein wenig suspekt.

Alte Muster, alte Sätze? Hoffentlich! Aber immer noch präsent. Das heißt, diese alten Bilder und Sätze können Sie beeinflussen, ohne dass Ihnen dies bewusst ist. Deswegen ist es nicht nur wichtig zu bemerken, was man sich aufs Frühstücksbrötchen schmiert, sondern auch, was man so alles denkt und glaubt.

5 Was glauben Sie denn eigentlich?

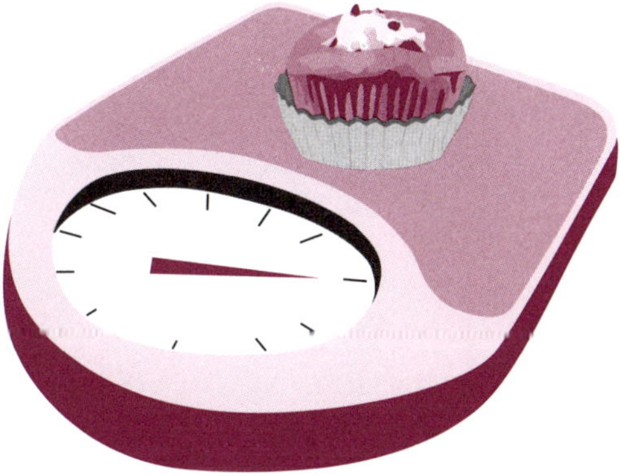

Ich bin …

Sicher haben Sie es irgendwo schon einmal gehört: Glaube kann nicht nur Berge versetzen und Menschen heilen, sondern auch in den kleinen Dingen des Lebens wirken. Fast kann man sagen: Wir sind, was wir glauben, das wir sind. Wir haben Annahmen von uns selbst, wie wir auf andere Menschen wirken, wie wir ankommen, ob man uns schätzt und warum und wieso wir geliebt werden oder nicht. Viele Menschen drücken das mit den Worten aus: »Ich bin …«

Hört man sich selbst zu, dann fällt einem vielleicht auf, dass die Aussagen häufiger negativ und belehrend sind als freundlich und positiv. Ich bin …

- … nicht schnell genug
- … nicht entscheidungsfähig
- … nicht konsequent
- … nicht schön genug
- … nicht standhaft
- … nicht konsequent
- … ohne Ausdauer
- … verführbar
- …

Dieses ***Ich bin*** hat den Nachteil, dass wir uns in kurzen und harten Sätzen um die Ohren hauen, was wir alles ***nicht sind***. Wir haben zu diesen Sätzen bestimmte Bilder in unserem inneren Kino abgespeichert, die diese Aussagen belegen. Sehr oft bedienen wir uns dabei ganz alter Filmrollen, sprich, wir gehen in die Kinderzeit oder Pubertät und es laufen Bilder aus dieser Zeit in uns ab. Vielleicht war es auch die erste Partnerschaft, in der wir erfuhren, dass wir

komisch
merkwürdig

- langweilig
- zänkisch
- anstrengend
- nervtötend ***sind***.

Jede ungute Situation von heute, die einer früheren unguten ähnelt, wird zum Beweis, dass wir uns ***nie ändern werden. Wir schaffen es nicht.*** Auch das sind ziemlich fest zementierte Sätze. Es verwundert also nicht, dass wir auch hinsichtlich unserer Figur Aussagen gesammelt haben, die wir mit scheinbaren Erfahrungen belegen und deswegen auch glauben. Wir glauben, dass wir nie abnehmen werden, ohne Diät zu machen. Oder eine Nahrungsumstellung nicht durchhalten. Oder uns nur dann zum Sport aufraffen, wenn uns jemand begleitet.

Sie haben es vielleicht gemerkt. Ich habe das Wort ***aufraffen*** benutzt. Was denken Sie: Wie sehe ich aus, wie sind meine körperlichen Signale, mein Gesichtsausdruck, wenn ich mich zu etwas aufraffen muss? Macht das Spaß? Ist das Freude an Bewegung? Ach, Sie vermuten, dass ich mich ja nicht jedes Mal aufraffen muss. Nun, wieso benutze ich dann dennoch dieses Wort?

Worte sind Signale an den Körper. Wenn ich ***aufraffen*** sage, dann macht mein Körper und auch meine Seele brav das, was ich ihnen vorgeben, nämlich: Ächz und Puh! Ich habe dann einen neuen Beleg dafür geschaffen, dass Sport alleine keinen Spaß macht. Und wenn ich mich das nächste Mal ***aufraffen*** muss, dann kann ich zu mir sagen: »Ach, lass es besser gleich. Das war doch schon das letzte Mal eine Tortour!«

Wie wir von uns denken, was wir glauben beeinflusst unser Leben, unser Denken, unser Handeln, ja sogar unser Aussehen.

Julia ist zweiunddreißig Jahre und empfindet sich als unscheinbar. Wenn man sie ein wenig von sich selbst erzählen lässt, sie fragt, wie sie sich selbst erlebt, dann benutzt sie Wörter wie normal, scheu, schüchtern. Sie sagt: »Ich glaube, ich bin zurückhaltend und werde deswegen oft übersehen.«

Die vierunddreißigjährige Daniela ist etwas rundlich und erlebt sich selbst als offenen, fröhlichen Menschen. Auf Partys, so erzählt sie, geht sie auf die Menschen zu. Fragt man Daniela nach ihrem Gewicht, so bekommt man zur Antwort: »Ich bin mehr als nur Figur oder Gewicht. Ich nehme wach am Leben teil, lache gern, bin zuverlässig und fröhlich. Männer nehmen mich wahr und flirten gerne mit mir.«

Nun, welche der beiden Frauen hat eine angenehmere, positivere Ausstrahlung und wird öfter angesprochen?

Wir gestalten unser Leben unbewusst durch das, was wir vom Leben erwarten.

»Ich schaff es« oder »Ich schaff es nicht«?

Bevor wir handeln oder ein Gefühl in uns bilden, steht der Glaubenssatz, der uns wie eine Kompassnadel in eine negative oder positive Richtung lenkt. Glaubenssätze koppeln absolute, intensive Gefühle mit Bedeutungen über Dinge, Geschehnisse, die durch die Erfahrung in der Vergangenheit belegbar sind. Das kann bei Julia heißen: einmal übersehen, immer übersehen. Und bei Daniela: früher schon auf Menschen gewirkt, weiter Ausstrahlung.

Durch Erlebnisse, die früher stattfanden, werden so genannte Ursache-Wirkung-Regeln aufgestellt. Glaubenssätze können uns kraftvoll und lebendig machen oder einschränken, lahm legen, blockieren und behindern. Es handelt sich hierbei um Programme, die innerlich ablaufen. Wenn Sie also denken: ***Ach, die Weiner mit Ihrer fixen Idee, nur dann zu essen, wenn man Hunger hat. Das klappt doch nicht. Zumindest nicht bei mir. Ich bin nämlich schoko-***

ladensüchtig. Was denken Sie, welche Art von Glaubenssatz dies dann ist? Unterstützend oder blockierend?

Wir haben alle viel mehr negative Glaubenssätze und Vorannahmen im Kopf als positive.

ÜBUNG: Rendezvous mit Ihrer inneren Stimme

Hören Sie sich eine Stunde zu, wie Sie innerlich mit sich sprechen und mit welchen Aussagen Sie eigene Handlungen oder Wünsche kommentieren. Wie sieht es aus? Sind Sie eine gute Liebhaberin Ihrer selbst? Spätestens nach sechzig Minuten können Sie sich einschätzen.

Von dem Moment an, in dem Sie entscheiden, sich selbst mehr zu lieben und zu unterstützen, wird es Ihnen auffallen, wenn Sie sich selbst mit Worten und Gedanken niedermachen.

ÜBUNG: Eine Frage der Perspektive

Schreiben Sie zehn Eigenschaften von sich auf, die Ihnen nicht gefallen. Nun nehmen Sie die Liste und verändern die Sätze so, als wären Sie Ihre beste Freundin.

Wie verändern sich Ihr Ton und Ihre Wortwahl?

Neu prägen, verändern heißt nicht, einfach ins Positive kehren. Das würde nicht wirken. Glaubenssätze haben deswegen eine so große Kraft, weil wir sie tatsächlich ***glauben***. Wenn Sie etwas verändern wollen, dann müssen auch die neuen Sätze ihrer inneren Inquisition standhalten und ***glaubensecht*** sein. Einfach zu sagen: »Super klar, ich esse mühelos nur dann, wenn ich Hunger habe, und bin mit keinem Becher Eis zu verführen«, werden Sie sich nicht glauben, wenn es bislang für Sie ein wunderbarer Genuss war, in einem Café zu lesen und dabei ein Eis zu essen. Wie wäre es aber mit: »Früher habe ich immer ein Eis im Café gegessen. Ich möchte mir das abgewöhnen und ich merke, es klappt von Woche zu Woche leichter.« Nun weiß Ihr Unterbewusstsein: Oha, wir sind auf einem neuen Weg, und wird sich nach dem orientieren, was ***immer besser*** klappt.

Glaubenssätze bestimmen, was wir tun und wie wir es tun

Positive Glaubenssätze öffnen Türen zu unseren Fähigkeiten und zu unserer Kraft. Wenn wir glauben, dass etwas »wahr« ist, verhalten wir uns danach. Das, was wir glauben, ist mit der stärkste Antrieb in unserem Leben. Dies sind typische Glaubenssätze, die sich auf Nahrungsmittel und Essverhalten beziehen:

- Ich kann nicht aufhören!
- Ich ***muss*** das essen.
- Ich werde doch so und so wieder rückfällig.
- Egal, was ich esse, ich nehme zu.
- Wenn mein Körper zu mir spricht, dann ruft er: »Schookooladeeee!«

Glaubenssätze an sich sind neutral. Es sind ***wir***, die aus einem Glaubenssatz eine unterstützende oder blockierende Botschaft machen. Wenn Sie Sahnezulage und Fettzufuhr brauchen, dann ist der letzte Glaubenssatz unterstützend. Doch wie verhält es sich mit diesen Sätzen, wenn Sie nur dann essen wollen, wenn Sie Hunger haben? Sind sie dann fördernd, unterstützend, blockierend oder lähmend? Wie können Sätze klingen, die Sie unterstützen? Vielleicht möchten Sie ein paar eigene in Ihr Heft aufschreiben?

Wie klingen die Sätze, die Sie notiert haben? Fühlen Sie sich durch sie gestärkt oder geschwächt? Fühlen Sie Unterstützung?

Noch nicht genug? Dann ist es an der Zeit, die Sätze umzuformulieren. Umformulieren bedeutet allerdings nicht, dass Sie an den Sätzen so lange basteln, bis sie ***schön***, manche sagen auch ***positiv*** klingen. Das funktioniert nicht. Sie müssen die Sätze so lange umformulieren, bis die Aussage nicht nur gut ist, sondern auch für Sie stimmt. Doch wie macht man das?

Glaubenssätze verändern

Bevor man einen Glaubenssatz verändert, muss man ihn erkennen. Das ist ganz einfach. Erst einmal haben Glaubenssätze eine Eindeutigkeit. Sie klingen nach: So ist es, deswegen kein Widerspruch! Weiter finden sich oft kleine, fiese Wörter, die uns weismachen wollen, dass alles so bleibt, wie es ist.

- ***Nie*** schaffe ich das.
- ***Immer wieder*** versuche ich abzunehmen und dann bin ich doch nach ein paar Tagen ***immer*** zu schwach.
- ***Keiner*** mag mich, weil ich so inkonsequent bin.
- ***Jeder*** lacht mich aus.
- Ich sollte aufgeben. Das wird ***niemals*** was.
- Ich ***bin*** einfach esssüchtig.

Keines dieser Worte lässt zu, dass Sie sich entspannt fühlen können. Diese Sätze sind wie Sackgassen. Es ist keine Lösung gefragt und erwünscht. Kein Wunder also, wenn Sie meinen, von bestimmten Nahrungsmitteln abhängig zu sein.

Drehen wir daher dem Sprachteufel den Kragen um. Auch das geht. Ab jetzt werden Sie sich fragen, ob es stimmt, was Sie sich da selbst einzureden versuchen. Fragen sind für negative Glaubenssätze, was für den Vampir der Knoblauch ist. Sie winden sich, begehren noch einmal auf und zerfallen dann zu Staub. Entdecken Sie zukünftig einen negativen Glaubenssatz, so einen kleinen inneren Vampir, dann quälen Sie ihn, indem Sie es genau wissen wollen:

Schaffe ich es wirklich ***nie***?
Bin ich ***immer*** zu schwach?
Mag mich wirklich ***keiner***?
Lachen mich ***alle*** Menschen aus?

Finden Sie die Ausnahmen, die Einschränkungen. Das mögen negative Glaubenssätze nicht. Wenn Sie die Einschränkung und Ausnahme gefunden haben, dann sind Sie auf dem besten Weg zur Lösung. Nun können Sie schauen, was Sie unterstützt und auf Ihrem Weg weiterbringt. Die Sackgasse hat sich geöffnet. Besonders am Anfang sollten Sie sich selbst sehr aufmerksam zuhören und nachfragen. Ihr kleiner Vampir möchte Sie nämlich beeindrucken und will, dass er die Macht behält. Das geht in etwa so:

Der kleine Vampir begehrt auf

Negativer Glaubenssatz: ***Immer wieder*** versuche ich abzunehmen und dann bin ich doch nach ein paar Tagen ***immer*** zu schwach.

Nachfragen: Versuche ich wirklich immer wieder abzunehmen? Und war ich tatsächlich jedes Mal zu schwach?

Antwort: Nein, ich habe es auch schon mal durchgehalten. Damals, als ich mir vornahm, weniger Brot zu essen, weil das für mich ungesund ist. Das habe ich eigentlich lange durchgehalten und fühlte mich sehr wohl dabei.

An dieser Stelle wird Ihr kleiner Vampir nervös. Er riecht den Knoblauch und begehrt deswegen auf.

Vampir: Ach ja? Wie lange hast du dich denn wohl gefühlt? Bis du den Krach mit Peter hattest. Ich erinnere mich, dass du gleich zwei Brote mit Spiegelei verschlungen hast. Super. Der erste Ministreit und du vergisst gleich alles von gesund und fettarm. Typisch!

Mögliche Antwort (kleinlaut): Ja, das stimmt. Das passiert mir ***immer*** wieder. Ich ***bin*** einfach zu schwach. Es ***ist*** lächerlich. Ich sollte auch dieses Buch besser weglegen.

Nix da! Hier geblieben!

Dass der negative Glaubenssatz sich windet, gehört zu seiner Natur. Er möchte weiter Macht über Sie haben. Doch Sie bestimmen, was Sie denken möchten, und das werden fortan unterstützende Gedanken sein.

Entmachtung von negativen Glaubenssätzen

Um negative Glaubenssätze zu entmachten, dürfen Sie sich nicht irritieren lassen, sondern müssen einfach weiterfragen.

1. Sie nehmen einen negativen Glaubenssatz wahr.
2. Sie fragen nach den Ausnahmen.

An der Stelle, wo der Vampir spricht, kippen Sie nicht um, sondern fragen weiter oder kontern mit aufbauenden Gedanken und Sätzen. Das könnte in unserem Beispiel so klingen:

Ja, das stimmt. Da hatte meine Seele Hunger. Ich brauchte Zuwendung und habe aus Gewohnheit gegessen. Jetzt bin ich aber dabei, meine Gewohnheiten zu verändern. Ich werde mir etwas anderes suchen, das mich tröstet. Vielleicht muss ich alte Freundschaften aktivieren. Oder ich lerne was. Mir fällt schon was ein. Das mit dem Essen wird auf jeden Fall immer weniger werden.

Was meint dazu der Vampir?

Grrrrr!!! Ich komm nicht mehr richtig an sie heran!

So ist es. Mehr und mehr werden Sie die Führung in Ihren Gedanken übernehmen. Sie werden keine Sätze mehr zulassen, die Ihnen einreden wollen, was Sie alles nicht können, sondern nur die, die zeigen, worin Sie schon ganz gut oder sogar richtig gut sind.

6

Was wir brauchen, sind neue Bilder

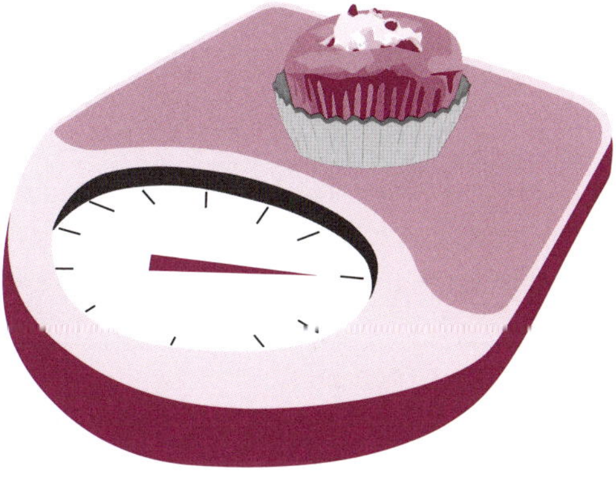

Unser inneres Kino

Gestern war einer dieser unerwarteten Sonnentage im Mai: blauer Himmel, eine Amsel auf meiner Veranda, blühende Mandelzweige, warme Sonnenstrahlen auf der Haut und die Versprechung eines langen Sommers in der Luft. Ich hatte frei. Musste nicht an meinem Buch schreiben, nicht über Bücher sprechen. Nur ich und etwas Geld in der Tasche. Was würde ich alles unternehmen? Bummeln gehen? Ein Blick in den Kleiderschrank, ja, mir fehlte eine Hose. Ein schöne, rote aus kühlem Leinenstoff. Handgewebt, mit kleinen Unregelmäßigkeiten. Mir war bereits bei meinem letzten Bummel eine bestimmte aufgefallen. In so einer trendigen Boutique, mit leiser Musik und einer Verkäuferin, die auch einen Kaffee anbietet. Und Schmuck haben die auch, erinnerte ich mich gleich. Türkisfarbene Glasperlenketten, genau passend zu solch einer roten Leinenhose. Ich legte ein leichtes Parfum auf, trank einen wunderbaren Tee und dann schlüpfte ich in meine Schuhe und machte mich auf den Weg in einen wunderbaren Tag.

Stopp!

»Was soll das denn?«, haben Sie sich eben vielleicht gefragt und gleich noch mal auf dem Umschlag nachgeschaut, ob Sie das richtige Buch in den Händen halten. Erst diese Vampir-Geschichte und nun erzähle ich Ihnen übergangslos von Einkaufsbummeln und roten Sommerhosen. Nur Geduld, das hat einen guten Grund. Es ist vielleicht sogar einer der wichtigsten Gründe, die es für ein diätfreies Leben gibt.

Gehen Sie in Gedanken noch einmal wenige Sekunden zurück. Ich erzählte Ihnen von diesem Frühsommertag. Erinnern Sie sich. Blicken Sie innerlich zurück. Haben Sie einen inneren Film gesehen? Stellten Sie sich den Maitag vor, mit Blumen und Sonnenschein? Sahen Sie die Amsel? Gingen Sie mit mir an den Kleiderschrank, sahen Sie meine Pullover und dann die roten Leinenhosen, an die ich dachte? Später den Trendladen, die Kleidungsstücke, die dort hingen, und die türkisfarbene Kette? Hatten Sie vielleicht sogar ein Bild von mir (wenn ja, hoffentlich ein hübsches) oder sind Sie selbst in meine Rolle geschlüpft und waren in bester Laune und mit vollem Geldbeutel unterwegs?

Wenn ja oder auch nur ein bisschen davon, dann wissen Sie nun, dass wir alle so etwas wie ein »inneres Kino« haben. In dem ist in den letzten Minuten eine Menge passiert – ohne dass Sie es bewusst wahrgenommen oder gesteuert haben.

Wenn Sie in Ihrem Leben etwas ändern wollen, können Sie sich Ihrer inneren Filme bedienen.

Wir übersetzen ständig in innere Bilder. Jemand erzählt Ihnen von einem Kinofilm, schmückt die Handlung aus und Sie basteln sich vor Ihrem inneren Auge den Film bereits zusammen. Oder Sie lesen ein Buch. Wenn es sich um einen guten Roman handelt, werden Sie die sprachlichen Bilder in filmische übersetzen. Das ist auch der Grund, warum wir oft enttäuscht sind, wenn ein Buch tatsächlich verfilmt wird. »Das hatte ich mir aber ganz anders vorgestellt«, sagen Sie und haben mit diesen Worten den Nagel auf den Kopf getroffen. Sie hatten sich die Handlung, die Umgebung, die Protagonisten tatsächlich ***ganz anders vorgestellt***. Kein Filmemacher kann all die Filme machen, die in den Köpfen der Leser bereits existieren. Er bringt seinen eigenen inneren Film in die äußere Welt. Dass Sie sich bei Ihrem Kinobesuch schwer tun, hat also etwas damit zu tun, dass für Sie der Film schon längst abgedreht ist.

Innere Filme spielen eine wichtige Rolle, wollen wir in unserem Leben etwas verändern. Die Filme sind immer da. Sie können uns in der Veränderung unterstützen oder blockieren. Je nachdem, welche Botschaft der Film hat. Der Film ist die Übersetzung Ihres Glaubenssatzes in Bilder. Denken Sie an den Streit mit Peter im Beispiel des letzten Kapitels. Sahen Sie eine Frau in der Küche, wie sie die Spiegeleier mampfte? Auch Sie belegen Ihre negativen Beispiele mit Bildern. Früher zogen Sänger über das Land und zeigten gemalte Bilder, die Liedstrophen noch einmal als eine Geschichte zeigten. So macht es auch Ihr Vampir. Er spricht zu Ihnen und zieht die passenden Bilder aus dem Kasten. Er weiß, dass erst jetzt, wenn Sprache und Bild zusammengehen, seine Botschaft richtig sitzt.

Sie sind die Regisseurin Ihrer inneren Filme

Wenn Sie nun ein neues Verhältnis zu Ihrem Körper entwickeln möchten, dann haben Sie die Wahl: Sehen Sie einen inneren Film, der Sie gesund, fröhlich und mit einer Figur zeigt, die zu Ihnen passt? Oder sehen Sie sich rundlich und gierig vor dem Kühlschrank? Unsere Seele, der Geist, der Körper folgen den inneren Bildern. Das ist auch einer der Grundgedanken des positiven Denkens: Worte und Bilder zu schaffen, die etwas in eine unterstützende Richtung bringen. Die Sätze und Bilder müssen allerdings einigermaßen realistisch sein. Ich kann es versuchen, aber sosehr ich mir auch vorstelle, ein Super-Model zu sein, es wird mir in der Realität wohl nicht gelingen. Zumindest kein Model für Kleidergröße 34.

Ich kann aber die Kraft der inneren Bilder nutzen, um mir immer öfter und deutlicher vorzustellen, wie ich mich in meinem Körper wohl fühle, gesunde und energiegeladene Nahrungsmittel esse und dabei immer mehr zu dem Körpergewicht komme, das zu mir passt. Nicht zu dick, nicht zu dünn, gerade recht. Das Bild zeigt mich dann auf der Straße, in einem Café oder im Museum. Mein Gesichtsausdruck ist entspannt, ich lächle leicht und ich betrachte mich gerne in einem Spiegel.

Wenn wir uns auf einen neuen Weg machen, dann ist es sehr sinnvoll, unsere inneren Filme und Kommentare genau zu betrachten. Unterstützen oder blockieren wir uns? Machen wir es uns selbst leicht oder schwer? Glauben wir an uns oder machen wir uns nieder?

Innere Filme laufen so oder so! Aber Sie können in der Regie sitzen und entscheiden, wie der Film aussieht!

Walt Disney hat einmal sinngemäß gesagt: Das, was wir uns nicht vorstellen können, werden wir nicht erreichen. Worte genügen nicht. Sie müssen mit Bildern und Emotionen gefüllt werden. Eben wie ein wirklich guter Kinofilm.

Sollen uns unsere inneren Filme positiv unterstützen, benötigen sie bestimmte ***Zutaten***. Die Filme müssen sinnlich sein, das heißt möglichst viele oder alle Sinne ansprechen. Das wären: Hören, Sehen, Riechen, Schmecken, Fühlen. Sind diese Sinne bei einem Film bedacht, dann wird er emotional und bekommt eine Art von Wahrhaftigkeit. Das muss man übrigens auch beim Schreiben eines Buches bedenken. Werden die Sinne zu wenig in den Beschreibungen angesprochen, dann klappen die Leser die Bücher zu. Sie bekommen im Text zu wenig Zutaten für ***ihren*** Film.

Wenn Sie fortan im Regiestuhl sitzen, dann achten Sie bei den positiven Filmen auf Details wie:

Sind Farben vorhanden?
Hören Sie Musik, Autos, Vogelgezwitscher, also akustische Signale?
Wird etwas Bestimmtes gesagt?
Nehmen Sie körperlich etwas wahr – spüren Sie etwas?
Ist Wind, Wasser, ein Rauschen der Bäume zu hören?
Gibt es einen bestimmten Geschmack?
Duftet es nach Blumen, riecht es nach Kaffee oder gutem Essen?
Oder nehmen Sie ein bestimmtes Parfum wahr?

Achten Sie also auf die fünf Sinne. Bei den negativen Filmen sollten Sie das freilich nicht machen! Je intensiver ein Film ist und je häufiger Sie ihn sehen, also sich ihn vorstellen, desto mehr Wirkung hat er auf Ihr Leben. Ich habe das für mich erkannt und stelle mir oft und gerne ausführlich vor, wie Dinge in meinem Leben glücken.

Was sind Ihre »Lieblingssinne«?

Bei den meisten Menschen sind ein oder zwei Sinne stärker ausgeprägt als die anderen drei. Es ist interessant, diese bei sich selbst herauszufinden, denn es erklärt, warum wir auf manche Dinge im Leben großen Wert legen und auf andere nicht. Außerdem können wir so herausfinden, wie wir uns am besten belohnen. Wenn Sie mehr ein ***Riechtyp*** sind und ***Hören*** eher untergeordnet ist, dann ist ein Konzertbesuch keine passende Belohnung für Sie (sondern eher für mich), es sei denn, Sie haben sich vorgenommen, Ihren Hörsinn ein wenig zu schulen und aufzupäppeln. Doch das ist eine weitere Stufe.

ÜBUNG: Was ist für Sie wichtig?

- Müssen Sie etwas schwarz auf weiß vor Augen haben, damit Sie es glauben?
- Oder muss man es Ihnen oft und gerne sagen – davon erzählen?
- Haben Sie eine feine Nase?
- Ist für Sie Geschmack und Essen ganz wichtig, damit Sie sich wohl fühlen?
- Sind Streicheleinheiten für Sie die schönsten Liebeserklärungen oder samtige Kuschelstoffe ein Genuss?

Eine Frau, die gerne Liebesbotschaften hört, wird nicht richtig glücklich werden, hat sie einen schweigsamen Partner, der mit Komplimenten geizt.

Ein Kind, dass gerne und oft malt, belohnt man besser mit Farben als mit Bonbons. Wenn Sie Kosmetik lieben, dann ist eine hübsche Handtasche zwar nett, lockt aber nicht die gleichen sinnlichen Gefühle in Ihnen hervor.

So drehen Sie ihren eigenen Film

Innere Bilder und positive Worte sind das A und O der Veränderung. Wenn wir uns etwas nicht vorstellen können oder uns bei den Bildern nicht wohl fühlen, dann ist dies ein Indikator dafür, dass die Umsetzung in die Realität erschwert oder gar unmöglich ist.

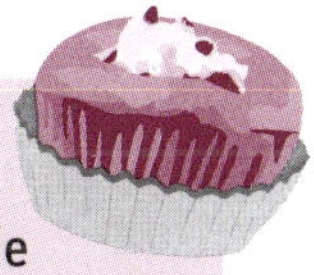

BEISPIEL: Karins innerer Film

Karin ist achtunddreißig und leicht übergewichtig. Sie möchte keine Diäten mehr machen und Ihrem Körper mehr vertrauen. Damit sie ihr Ziel erreicht, malt sie sich immer mal wieder aus, wie es wäre, schlank zu sein und nicht mehr vom Essen abhängig. Sie sieht sich hübsch und spürt sich in diesem Film körperlich vital. Sogar eine neue Frisur kann sie sehen und sie weiß auch schon, welchen Schmuck sie sich schenken möchte. In ihrem inneren Film sitzt Karin in einem Café, trinkt einen Campari Soda, ist gut gelaunt und lacht. Männer lächeln ihr zu.

Schöner Film, keine Frage. Doch Karin ist verheiratet. Wo ist denn Günther bei dem Cafébesuch? Ich frage nach, aber sosehr sich Karin auch bemüht, in ihrem kleinen Filmdebüt will sich Günther nicht an den Tisch setzen. Im Gegenteil, nachdem sie jetzt auf ihn aufmerksam geworden ist, sieht ihn Karin schmollend, ja schon fast sauer am Rand des inneren Films sitzen. Er ist eifersüchtig, hat Angst, dass Karin fremdgehen könnte – jetzt, da sie so gut aussieht.

Ob Günther wirklich eifersüchtig reagiert, das weiß im Moment kein Mensch, nicht mal Karin, und das sollen auch die beiden miteinander ausmachen. Für uns ist nur wichtig, was Karin als Film produziert. Dem Wunsch, schlank und begehrenswert zu sein, zu flirten, steht die Vermutung der Eifersucht gegenüber. Wenn Karin sich aber schon nicht vorstellen kann, dass Günther mit Freude oder vielleicht sogar Stolz auf ihr neues Aussehen reagiert, dann wird Karin ihr Ziel höchstwahrscheinlich niemals erreichen. Sie wird sich selbst sabotieren, indem sie eine mögliche Ernährungsumstellung abbricht oder erst gar nicht richtig beginnt. Vielleicht wird sie sich selbst beschimpfen, sich sagen, dass sie kein Durchhaltevermögen hat und völlig fressgesteuert ist. Dabei liegt es weder an ihrem Durchhaltevermögen noch an irgendwelchen dubiosen Steuerungen, es liegt erst einmal an den Grundlagen – und das sind die Worte, die sie zu sich spricht, und der Film, den Karin in sich dreht. Etwas in ihr erkannte »Gefahr« und hält sie davon ab, die Veränderung voll und ganz zu leben.

Wir schützen uns, wenn wir uns etwas gefährlich oder problematisch vorstellen. Wenn wir das erkennen, können wir überlegen, ob es wirklich etwas zu schützen gibt. Manchmal ist unsere Seele auch ein wenig zu ängstlich oder überfürsorglich.

! Je perfekter die inneren Bilder auf Sie zugeschnitten sind, desto besser unterstützen sie, wenn Sie etwas im Leben verändern möchten.

Was hat Karin gemacht, nachdem sie nun wusste, dass es in ihrem Film eine ungeklärte Sequenz gibt? Sie fragte nach. Was für die Glaubenssätze gilt, gilt auch für die inneren Filme: Wir können sie auf ihren Wahrheitsgehalt hin überprüfen. Karin sprach mit Günther, und der gab zwar zu, dass er Karin nicht gerne verlieren möchte, andererseits aber auch nicht so eifersüchtig ist, wie sie *glaubt*. Er fand die Vorstellung schön, dass Karin abnimmt und vielleicht auch eine neue Frisur probiert. Karin bat Günther, sie auf diesem Weg zu unterstützen, und beide besprachen, wie diese Unterstützung aussehen könnte. Sie einigten sich auf das Konzept »Mehr Qualität in der Nahrung und öfter auf den Körper hören«. Günther fand die Idee nämlich auch für sich selbst wertvoll und stieg engagiert in die Veränderung mit ein.

Als Karin nach ihrem Gespräch mit Günther ihren inneren Film erneut betrachtete, da saß Günther auf einmal mit am Tisch und beide prosteten sich zu.

Für ihre Ziele bedeutet das, dass Karin nun optimale Voraussetzungen dafür geschaffen hat, ihren Veränderungsplan in ihr Leben wirklich zu integrieren. In der Folge heißt das, dass die neue Lebensweise nun auch im realen Leben Gestalt annehmen kann. Karin nutzte ihre inneren Bilder, um immer wieder ihre Wünsche zu überprüfen. Konnte Sie sich alles gut vorstellen? Mit allen Sinnen? Waren alle wichtigen Menschen lächelnd dabei? Wenn nicht, dann müssen die Bilder auf ihre Haken hin untersucht werden.

Sie merken, dass der innere Film stimmt, wenn Sie ein Lächeln auf den Lippen haben und befreit durchatmen. Das geschieht automatisch. Es ist der Effekt der wirklich unterstützenden Bilder!

Wenn Sie sich vorgenommen haben, ab jetzt auf immer mehr Lebensqualität – und das heißt: Qualität im Leben – und einen freundschaftlichen und vertrauten Umgang mit Ihrem Körper zu achten, dann unterstützen Sie sich, wenn Sie möglichst viele positive Glaubenssätze und freundliche Bilder entwickeln. Damit können Sie sofort beginnen. Da es Ihnen vielleicht noch etwas fremd vorkommt, begleite ich Sie gerne in Ihrem ersten wunderbaren PR-Film für Ihr neues Leben.

Das Drehbuch für Ihren inneren Film

Wie startet man einen Film? Indem man sich über das Drehbuch Gedanken macht, über die Ausgangsvoraussetzungen und darüber, wie der Film aussehen soll. Dahin führen ein paar Schritte, die im Folgenden aufgeführt sind:

- Betrachten Sie sich kurz im Spiegel. Am besten ganz.
- Ist das der Körper, der zu Ihnen, Ihrer Seele, Ihrem Können passt? Oder gibt es da eine Vorstellung, einen Wunsch, den Sie gerne verwirklichen würden?
- Nun nehmen Sie sich ein wenig Zeit und setzen sich bequem hin. Schließen Sie die Augen und betrachten Sie sich die Bilder Ihres Wunschgedankens.
- Wie würden Sie denn aussehen, wenn Sie aussehen würden, wie Sie es sich wünschen?
- Wie ist Ihre Frisur, Ihr Gang, Ihre Haltung?
- Welche Kleidung tragen Sie?
- Welche Farben?
- Können Sie sehen, ob Sie etwas essen?
- Wie viel essen Sie? Haben Sie das gut im Gefühl?
- Gibt es Veranstaltungen, die Sie besuchen?
- Welche Bücher stehen in Ihrem Regal?
- Welche Gespräche führen Sie mit wem?
- Gibt es eine bestimmte Musik, die zu Ihnen passt, oder ein Tanz?
- Tragen Sie Schmuck?
- Gibt es einen Duft, ein Parfum, das Sie mit diesem Körpergefühl verbinden?
- Können Sie sich lachen sehen?
- Sehen Sie sich beschwingt auf der Straße spazieren gehen?
- Oder sind Sie in der Natur und machen etwas, das Ihren Körper und Ihr Herz berührt?
- Nehmen Sie mal Ihre Diätratgeber in die Hand. Was machen Sie damit?

Gut möglich dass es noch weitere Details gibt, die Sie für Ihren Film brauchen. Für Ihr Bild, das Sie von sich im Herzen tragen. Wenn Sie den Film genießen können, sich daran erfreuen und auch die Menschen darin sehen, die Sie lieben, dann ist er genau recht und kann noch weiter ausgeschmückt werden. Und vergessen Sie nicht: Wenn Sie ein Lächeln auf den Lippen haben und mit einem Mal fühlen, wie Sie tief und erleichtert durchatmen, dann hat Ihr innerer Film genau die Qualität, um ein Bestseller unter den Geschichten Ihrer selbst zu werden. Auch wenn es Ihnen noch wie ein Wunschbild vorkommt, wie ein Märchen. Das macht nichts. Wünsche werden wahr, das wissen Sie doch! Und auch an neue, schöne Bilder müssen wir uns gewöhnen, nicht nur an neue Schuhe.

Wenn es da so eine innere Sehnsucht gibt oder die Anzeichen einer weiteren Filmsequenz, erfreuen Sie sich daran, den Film zu erweitern, auszuschmücken und zu bearbeiten, damit er wahr werden kann. Falls Sie Blockaden bemerken, dann gehen Sie diesen Blockaden nach. Sind die Filmblockaden so stark, dass Sie sie nicht alleine verändern können, dann holen Sie sich Hilfe bei einem Therapeuten, einem Experten in NLP oder Kinesiologie. Sie finden im Anhang dieses Buches ein paar ausgewählte Adressen.

In Ihrem inneren Film sollten Sie glücklich und erleichtert aussehen. Ihr Körper verkörpert im wahrsten Sinne des Wortes das, was Sie schon jetzt sind. Lassen Sie in Ihrem Film Ihren Partner, Ihre Freundinnen und andere Menschen immer wieder freundlich und anerkennend nicken und bestätigen, dass es so schön ist, dass Sie in Ihrem Leben nun eine positive Veränderung angehen.

Ihre wunderbare Vorstellung Ihrer selbst wird Sie dabei unterstützen, ein neues Lebenskonzept für sich zu erschaffen. Eines, das Sie von Diätratgebern und widerlichen Pülverchen befreit.

Willkommen in einer neuen und gleichzeitig urvertrauten Dimension!

7 Der Weg aus dem Dschungel

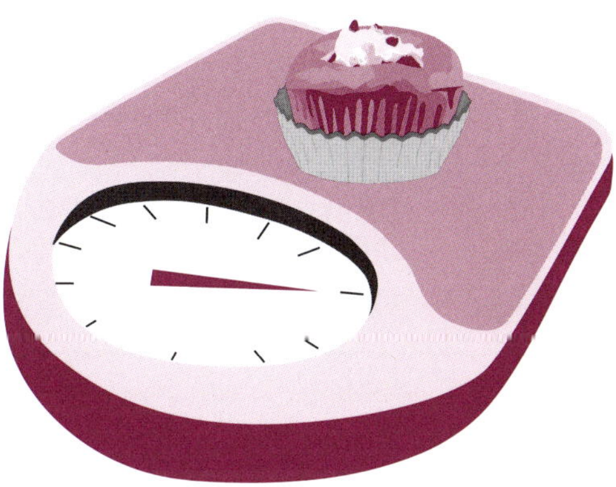

Du darfst – aber du willst nicht mehr

Wenn Sie jemals versucht haben, sich an eine Diät zu halten, dann haben Sie eine Zeit lang Dinge gegessen, die Sie gar nicht essen wollten. Und sicher kennen Sie dann die Gedanken, die darum kreisen, was man alles essen wird, wenn **es** endlich vorbei ist. Pudding mit Sahne, Käsekuchen, ein Stück Schinken mit Fettrand und was es noch so alles Leckeres gibt. Wenn man mehrere Diäten hinter sich hat und das Traumgewicht noch immer in weiter Ferne ist, dann sind diese Nahrungsmittel aber tabu. Zu Nahrungsmitteln gehören übrigens auch Getränke.

Damit dieser Verzicht nicht als solcher erkannt wird, wurden Light-Produkte erfunden, die nicht dick machen – zumindest wird uns das versprochen. Wenn es nach den Unternehmen geht, die diese Produkte herstellen (mit echten Lebensmitteln haben die nicht mehr viel zu tun), dann sollen Sie und ich lebenslange Kunden werden. Wie sollen bis ans Ende unserer Tage diese reduzierten Lebensmittel konsumieren – reduziert in jeder Form. Kleine Fertigmenüs, die an Essen auf Rädern erinnern. Joghurts, Salate mit einem Low-Fat-Dressing, schlabbrige Süßspeisen, fades Eis, Kartoffelbrei – wenn Sie möchten, können Sie Ihren kompletten Speiseplan aus der Hand geben.

Light-Produkte – das ist Essen, das satt, aber nicht glücklich macht. Wir möchten wohl glauben, dass dies alles schmeckt, aber das tut es einfach nicht. Zumindest dann nicht, wenn man eine gewisse Vorstellung davon hat, wie ein Gericht schmecken ***könnte***, müsste man nicht auf die Figur achten. Oder würden Sie diese Produkte auch kaufen, wenn Sie die Figur hätten, von der Sie träumen?

! Light-Produkte sind keine echten Lebensmittel, sondern nur ein fader Abklatsch.

1994 besuchte ich meine Freundin Sharon in San Fransisco. Dort gab es in den Supermärkten eine riesige Auswahl an Low-Fat-Produkten. Und ich sah sehr viele Menschen, die einfach viel zu dick waren. Irgendwas ging da in meinem Kopf nicht zusammen. Wie konnte es sein, dass Tausende von Konsumenten kaum noch Fett aßen und trotzdem immer fetter wurden? Auch Sharon begutachtete akribisch jeden Becher und jede Packung, immer auf der Suche nach dem geringsten Fettanteil (und nahm weiter fröhlich zu). Als ich wieder zu Hause war und Weihnachten nahte, kaufte ich ihr eine Menge Süßigkeiten, die wir an Weihnachten so essen: Marzipankartoffeln, Lebkuchen, Nougatwürfel, Zimtsterne und etwas Stollen. Ich verpackte alles schön in einem Karton, brachte diesen auf seine Reise und vergaß auch nicht eine hübsche Karte für obendrauf: »I wish you a full-fat Christmas« hatte ich darauf geschrieben.

Sharon kämpft bis heute mit ihrem Gewicht. Als ich sie das letzte Mal sah, beobachtete ich, dass es noch immer um erlaubtes Essen und verbotenes Essen ging. ***Erlaubtes*** Essen waren alle Light-Produkte. Diese wurden in großen Mengen konsumiert, ohne auf das Hungergefühl zu achten. ***Verboten*** war all das, was schmeckte und ***full-fat*** war. Es wurde mit schlechtem Gewissen, schnell, oft und zwischendurch gegessen.

Lebensmittel ohne Leben

Fertiggerichte sind leblos. Mich schaudert, wenn ich die ewig gleiche Mischung von Karotten, Bohnen und Kohlrabi auf den Packungen sehe. Die Karotten haben ein Raspelmuster und schmecken meist wässrig und leicht gummiartig. Iiiieeeehhh! Bitte also keine Vorschriften mehr: kein Salatteller mit Putenbrust, wenn mir nach einem schönen warmen und süßen Reisbrei mit Zimt und Zucker ist. Süßer Reisbrei wird bei Diäten so gut wie nie angeboten. Und selbst wenn Sie mir eine nennen könnten, ist es nicht gesagt, dass ich meinen Brei dann essen darf, wenn ich ihn wirklich gerne essen möchte.

Wenn Sie sich von Low-Fat-Produkten und Ähnlichem ernähren, dann bedeutet das, dass Sie Ihre Ernährung, Ihr Leben in fremde Hände geben. In die Hände von Menschen, die an Ihnen verdienen möchten und die Ihnen deshalb immer wieder versichern werden, dass diese Produkte »Gewicht-Traumerfüller« sind. Da diese Unternehmen aber langfristig und erfolgreich auf dem Markt bleiben möchten, ist es gar nicht in deren Sinne, dass Sie aufhören, diese Produkte zu kaufen, weil Sie schlank geworden sind. Folglich werden sie weiter alles dafür tun, dass sie als kompetent und wissend auftreten, wenn es um Ihr Gewicht und um Ihre Ernährung geht.

»Du darfst« steht auf den Verpackungen eines der Marktführers im Low-Fat-Bereich. »Aber ich will nicht mehr!«, rufe ich angenervt zurück. Ich möchte nur das zu mir nehmen, was mir schmeckt, in guter, noch besser: sehr, sehr guter Qualität.

Wir dürfen essen, wenn wir Hunger haben

Nicht der Zucker und das Fett sind das Problem in Nahrungsmitteln. ICH bin das Problem. Und zwar dann, wenn ich esse, obwohl ich keinen Hunger habe. Dann nehme ich nämlich logischerweise zu, denn mein Körper kann all die Nahrung nicht verwerten. Was soll er tun? Er packt es mir auf die Hüften! Als kleines Depot, das

!

Essen ist immer erlaubt, wenn wir Hunger haben. Essen ist dafür da, uns zu stärken, uns Kraft und Antrieb zu geben. Wir müssen essen, wenn wir leben wollen. Aber wir können entscheiden, *was* wir essen möchten, und uns dazu entschließen. unserem Körper dann Essen zuzuführen, wenn »der Tank leer ist«.

er sich nie mehr abholt, weil es immer was Neues zu mampfen gibt. Vielleicht würde er es gerne verwerten, aber ich gebe ihm dazu keine Chance.

Es gibt Hunderte von Drinks, mit denen man angeblich abnimmt, Pillen, Diätratgeber, Sportarten oder Bewegungen, die zu Gewichtsverlust führen sollen. Ich habe von elektrischen Stromstößen gelesen, die unsere Muskeln aktivieren und damit Fett verbrennen sollen, und ich gebe zu, dass ich vor zwanzig Jahren so etwas Ähnliches schon mal mitmachte. Damals war ich jung verheiratet und ernährte mich vorzugsweise von Kuchen. Vielleicht hätte ich die Stromstöße besser dazu benutzen sollen, mein Denkvermögen anzukurbeln. In dem Fall wäre bei mir vielleicht etwas eher der Groschen gefallen, dass Kuchen die Seele nicht wirklich nährt und ein trauriges Herz nicht fröhlicher stimmt.

Auf den Zusammenhang von Essen, Gewohnheit, Seele und Gefühl gehen Diäten nicht ein. Sie haben dafür keine Zeit, denn sie müssen Ihnen Kochrezepte ohne Fett und dafür mit viel Ballaststoffen kreieren.

Nahrungsmittel sind Nahrungsmittel und haben keine Macht über Sie. Sie sind keine Marionette in der Hand einer Lyoner Fleischwurst! Allein, dass Sie dies früher annahmen, gab der Wurst, der Torte, dem Brot die Überheblichkeit, mit der Sie von diesen Lebensmitteln angeschaut wurden. Hatten Nahrungsmittel je Macht über Sie, dann können Sie ihnen die Macht auch wieder nehmen. Es ist Ihr Wille, wer Macht über Sie erlangen kann und wer nicht.

Egal ob es Light-Produkte sind oder hochwertiges Essen. Sie werden zunehmen, wenn Sie essen, obwohl Sie keinen Hunger haben.

Sie haben in den vergangenen Kapiteln viel über Diäten gelesen, über die Qualität von Nahrungsmitteln, über Selbstliebe, Glaubenssätze und falsche Essgewohnheiten. Vielleicht haben Sie bereits ein paar Ideen umgesetzt und mit sich selbst die Vereinbarung getroffen, von nun an Ihren Körper liebevoller zu behandeln. Inzwischen können Sie mit Nahrungsmitteln achtsamer umgehen, Sie möchten Speisen, die wirklich schmecken, kennen Ihr Hungergefühl und achten auf Qualität.

Sie haben einen neuen Blick auf sich gewonnen – auf dieser Grundlage bauen die folgenden Kapitel auf. Zunächst betrachten wir, welche Rolle unsere Gefühle beim Essen spielen.

So finden Sie Ihren Weg

Die meisten Diätratgeber raten zu Listen, die über eine bestimmte Anzahl von Tagen dokumentieren sollen, was wir so alles zu uns nehmen. Bei vielen Menschen, die ein leichtes oder stärkeres Übergewicht haben, kommt da einiges zusammen. Es ist demütigend aufzuschreiben, dass man um 10.07 Uhr ein Croissant gegessen hat, um 11.15 Uhr einen Riegel Schokolade und dann um 12.30 Uhr in der Kantine, weil es dummerweise nichts anderes gab, ein halbes Hähnchen mit Pommes verdrückt hat.

Dass Sie gegessen haben, wissen Sie. Das Zeug liegt nämlich schwer wie Blei in Ihrem Magen, und das für längere Zeit. Sie brauchen den Tatbestand nicht aufzuschreiben, denn jedes Mal, wenn Sie aufstoßen müssen, erinnert Sie das Huhn daran, dass es noch lebt, und zwar in Ihnen. Aus Notwehr oder erster Hilfe beschließen Sie dann vielleicht um 16.49 Uhr, ein Eis zu essen, aber es kann auch sein, dass Ihre Kollegin Geburtstag hat und Schnittchen und eine Schwarzwälder Kirschtorte auffährt. Wer kann oder darf da schon Nein sagen? Spätestens jetzt nehmen Sie sich vor, am Abend nichts zu essen, höchstens ein Joghurt. Wenn Sie Glück haben und eh noch vollgestopft sind, halten Sie das durch. Ansonsten gilt die alte Diätregel: Was du heute kannst nicht besorgen, das verschiebe ruhig auf morgen! Und außerdem war der

Tag anstrengend und deswegen gibt es doch noch ein Honigbrot. Honig ist gesund. Er beruhigt die Nerven. Besonders nach solch einem harten Tag!

Ein neuer Weg ist zwar spannend, aber auch ein wenig unsicher.

Diese Listen bringen meiner Meinung nach nicht viel. Erstens liest man sie nicht mehr durch und zweitens verbreiten sie auch ungelesen schlechte Laune. Um unsere Essverhalten langfristig umzustellen, müssen wir uns gut gelaunt dazu entschließen. Wir müssen Glaubenssätze kreieren, die uns unterstützen. Bilder, die uns Freude machen. Und wir müssen unsere Gefühle beobachten, denn sehr häufig essen wir nicht aus Hunger, sondern weil es uns an einer anderen Nahrung mangelt. Dann sind Light-Produkte ein erlaubtes Lebensmittel, dieses Gefühl mundtot zu machen. Es will aber erkannt werden, denn das Gefühl hat eine Botschaft.

Ist das wirklich Hunger?

Vielleicht sind Sie jetzt ein wenig reisefiebrig. Wird alles klappen? Wird der Weg tatsächlich aus dem Dschungel führen oder führen alte Glaubenssätze und Gefühle wieder in die Irre? Als Erstes sollten Sie sich bewusst machen, dass Gefühle in der Regel nicht die Irre führen, sondern ein guter Hinweis sind auf das, was wir wirklich wollen. Wir müssen sie nur richtig verstehen.

Haben Sie früher Ihre Gefühle einfach vom Tisch gewischt, damit ein Braten darauf Platz findet, möchte ich Sie nun dazu einladen, Ihre Gefühle wahrzunehmen. Wir freuen uns nicht immer, nur, weil wir behaupten, dass wir uns freuen. Was das mit Ihrem Gewicht und Essverhalten zu tun hat? Nun, wir haben auch nicht immer Hunger, nur, weil wir behaupten Hunger zu haben. Das heißt, wir benutzen Worte und Beschreibungen, die gar nicht zutreffen. Wenn Sie sich aber auf einen neuen Weg machen, dann ist es hilfreich, sich selbst genauer zuzuhören.

Ihre Gefühle sind ein wichtige Hinweis auf das, was Sie wollen. Hören Sie hin und nehmen Sie sie ernst.

Diese Gedanken funktionieren als Impuls. Vielleicht ist es Ihnen bislang ja noch gar nicht aufgefallen, dass vor dem Essen das Denken kommt? Wir reden ständig mit uns. Sehr häufig übrigens sehr blödes Zeug! Wir fordern uns auf, halten uns ab, kommentieren, trösten, begleiten, geben uns Absolution oder versuchen uns selbst zu bescheißen. Glaubenssätze, Sie wissen schon!

Beispielsweise kann der Biss in einen Schokoriegel von unterschiedlichen inneren Kommentaren begleitet sein, je nach Situation, Laune und Bedarf:

Aufforderung: »Du bist unterzuckert!«
Trost: »Wenn ich schon nicht, dann …«
Absolution: »Ich habe heute noch gar nichts gegessen!«
Selbstbetrug: »Schwupps, schon isser weg!«
Verordnung: »Ich brauche dringend Energie!«

Was Sie also bei der im Kasten beschriebenen Übung machen, ist:

1. Den Ess-Impuls registrieren,
2. spüren, ob Sie Hunger haben,
3. Ihr augenblickliches Gefühl überprüfen
4. und sich für oder gegen den Genuss entscheiden.

Was meine ich mit dem augenblicklichen Gefühl? Nun, genauso, wie wir ständig denken, fühlen wir auch ständig. Und zwar wirk-

ÜBUNG: Was denken oder fühlen Sie vor dem Essen?

Jedes Mal, wenn Sie heute etwas essen möchten, überlegen Sie und registrieren Sie kurz, was Sie in diesem Augenblick – oder noch besser in dem Moment davor – gedacht oder gefühlt haben. Egal, ob es Sie nach

- einer Brezel,
- einem Nusshörnchen,
- einem Apfel,
- einem Salat,
- einer Erdbeere,
- einem Joghurt,
- ein paar Chips,
- einer Portion Pommes,
- einem Riegel Schokolade,
- einem Gummibärchen oder zwei oder mehr

oder was immer gelüstet. Es ist dabei völlig unwichtig, ob das Nahrungsmittel scheinbar gesund oder ungesund, wertvoll oder schlecht ist. Auch die Menge ist egal. Es geht nur um diesen kleinen Lust-Moment, der sich häufig in inneren Monologen ausdrückt wie:

- »Oooch, ich könnt jetzt ...«
- »Mmmh, was ist denn da ...«
- »Nur ein kleines ...«
- »Ich glaube, ich habe Unterzucker.«
- »Ein paar Vitamine wären jetzt nicht schlecht.«
- »Wenn die mir das jetzt anbietet ...«
- »Na gut, für die Gemeinsamkeit.«
- »Sieht das lecker aus ...«
- »Ich muss da zugreifen!«

lich ständig. Selbst wenn Sie es nicht wahrnehmen, ist Ihr Handeln von Gefühlen untermalt. Diese Gefühle unterstützen uns in dem, was wir gerade tun. Ob wir es gerne tun, ob wir es nicht gerne tun oder ob wir uns eigentlich in einer Notsituation fühlen.

Nehmen wir eine alltägliche Situation. Sie sind in der Stadt unterwegs, weil kommende Woche die Weihnachtsfeier Ihrer Abteilung ist und Sie noch ein Paar Schuhe brauchen. Sie sind gut gelaunt und wissen auch schon, in welche Geschäfte Sie möchten. Leider werden Sie nicht so schnell fündig, wie Sie sich das wünschen. Im ersten Schuhgeschäft hat man gar keine Schuhe in der Art, wie Sie sie suchen, und im zweiten finden Sie zwar welche, aber sie sind in Ihrer Größe nicht vorrätig. Als Sie das Geschäft wieder verlassen, erfreuen Sie sich an der festlichen Beleuchtung der Fußgängerzone, sehen einen Maronimann, riechen den Duft der Maroni und denken sich – ach, eigentlich könnte ich mir eine Tüte kaufen.

Es ist etwas Entscheidendes passiert!

Keine Sekunde lang haben Sie darüber nachgedacht, ob Sie überhaupt Hunger haben. Oder Sie dachten kurz nach und meinten dann, Hunger zu verspüren. Dabei waren Sie vielleicht eher genervt.

Wir sagen »Ich habe Hunger«, obwohl wir

- uns gelangweilt fühlen,
- traurig sind
- oder angespannt
- oder nervös
- oder genervt,
- uns trostlos fühlen,
- gesellig sein wollen,
- uns ein Kompliment machen möchten.

Sie haben keinen Hunger! Sie haben eine Emotion! Wenn Sie etwas essen, obwohl Ihre Seele oder Ihr Körper etwas anderes braucht, dann nehmen Sie zu. Das ist ganz einfach. Wenn Sie dann essen – und nur dann –, wenn Sie Hunger haben, und nur so viel, bis sie wieder satt sind, dann nehmen Sie ganz natürlich ab und halten Ihr für Ihren Körper passendes Gewicht. So einfach ist das. Und so schwer, denn viele Menschen haben ihr Gespür für diese Körpersignale schlicht und ergreifend verloren.

Vielleicht war Ihnen das bis jetzt noch gar nicht so bewusst. Möglicherweise sind Sie bislang gar nicht auf die Idee gekommen, dass Ihr Hunger etwas mit Ihren Gefühlen zu tun hat. Ja, von »Frustfressen« haben Sie schon einmal etwas gehört, aber das passiert doch nicht oft, nur ein oder zwei Mal im Jahr. Die Situation kennen Sie genau. Dann spüren Sie ganz deutlich diese Leere in Ihrem Bauch, die mit Schokolade und Sahnetorte gefüllt werden will. Und Sie wissen auch, dass sich diese Lücke durch Torte nicht schließt, aber das ist egal. In Momenten wie diesen hissen wir die weiße Flagge und erlauben uns einfach alles, nur damit es uns besser geht.

Die Frage ist: Brauchen wir die Schokolade für den Frust, oder brauchen wir den Frust, um uns Schokolade zu erlauben?

Solange Sie eine Jüngerin der Diäten waren, brauchten Sie Frustmomente, um sich auf all das zu stürzen, was so lecker ist und was sich so schnell auf den Hüften ansammelt. Die erlaubte Frust-Fresszeiten waren sicher nur kurz. Manchmal eine halbe Stunde, manchmal ein wenig mehr. Dann setzte es schon ein, das schlechte Gefühl, und schnell stopften Sie in den letzten Minuten das hinein, was noch ging. Was noch eben erlaubt war. Ein hektisches, unwürdiges Essen, bei dem Sie am liebsten allein und auf jeden Fall unbeobachtet waren.

Haben Sie die Bilder im Kopf? Sehen Sie sich mit einer Schachtel Pralinen auf der Couch sitzen? Oder sehen Sie, wie Sie vor dem geöffneten Kühlschrank gierig Mettwurst, Gurken und Käse in sich hinein stopfen? Schauen Sie sich die Bilder ruhig noch einmal an und versuchen Sie dabei Gelassenheit zu entwickeln. Diese Bilder gehören der Vergangenheit an. Schieben Sie sie gedanklich beiseite. Zerknüllen Sie die Bilder oder lassen Sie sie von innen heraus verbrennen. Sie haben damit nichts mehr zu tun, denn mit der Diät ist auch diese Situation vorbei. Sie benötigen keine Frustzeiten zum Essen mehr, sondern Sie essen dann, wann Sie möchten. Und wie lange? Sie können es nun schon laut sagen … so lange, bis Sie satt sind.

Das Gefühlskarussell

Ich würde Sie gerne mal mit Ihren Gefühlen bekannt machen. Sicher kennen Sie noch gar nicht alle, beziehungsweise wissen nicht, wie oft die verschiedensten Gefühle in Ihrem Seelengehäuse zu Hause sind. Machen Sie dazu jetzt gleich, noch bevor Sie weiterlesen, die folgende Übung.

ÜBUNG: Registrieren Sie Ihre Gefühle

Legen Sie das Buch jetzt, genau an dieser Stelle, für eine Stunde weg. In dieser Stunde machen Sie, was Sie wollen – einkaufen, am Schreibtisch sitzen, aufräumen –, doch beobachten Sie sich dabei.

Sie müssen nichts aufschreiben oder festhalten. Beobachten Sie sich einfach eine Stunde lang und registrieren Sie Ihre Gefühle. Es ist nicht nötig den Gefühlen auf den Grund zu gehen, nachzuforschen, woher sie kommen und was sie möchten. Für diese Übung genügt es eigentlich voll und ganz, wenn Sie sich interessiert betrachten und sich beispielsweise sagen:

- »Aha, eben spüre ich Freude.«
- »Gerade meldet sich Ärger, mmh, wie fühlt denn der sich an?«
- »Schau an, da läuft mir eine kleine Laus über die Leber.«
- »Oha, so fühlt sich das an, wenn ich beleidigt bin.«
- »Da ist ja auch Neugier!«

Kann sein, dass Sie jetzt denken: So viel fühl ich nicht. Die Frau Weiner meint wohl, ich soll mich einen ganzen Tag beobachten. Nein, meine ich nicht. Nur eine Stunde. Okay? Dann treffen wir uns wieder.

Schön, da sind Sie ja wieder. Ich habe die Zeit genutzt und auch mal ein bisschen Gefühls-Detektivin bei mir gespielt. Ist ja gut, wenn man immer mal wieder bei sich reinschaut. Ich mache das ganz gerne. Also, bei mir meldeten sich eine ganze Reihe von Gefühle, in dieser kurzen Zeit. Ich war erst erfreut, eine kleine Schreibpause zu haben, dann überlegte ich, was ich mit der Zeit nun selbst anfangen könnte. Ich war heiter gelassen. Dann dachte ich daran, dass am Abend ein Vortrag ist, und ich war besorgt, weil ich nicht wusste, ob ich es rechtzeitig zu dem Treffen schaffe. Gleich darauf fiel mein Blick auf den Kalender und ich freute mich wieder, weil ich bald ein paar Tage Urlaub habe. Dieses Gefühl wurde abgelöst durch erneute Sorge, ob wohl der Zug auch pünktlich geht, damit ich den Flughafen rechtzeitig erreiche. Das wandelte sich dann in Ärger über die Bahn und Ärger über mich, weil ich mich jetzt schon verrückt mache, bis ich ein altes Lied im Radio hörte, das mich an einen schönen Moment meines Lebens erinnert und mich immer sentimental macht, und dieses Gefühl verwandelte sich schließlich in Freude, denn mir fiel ein, dass ich mir ja ein bestimmtes Parfum am Flughafen schenken möchte.

Mir ist das schon fast zu viel, wo ich Ihnen das alles aufschreibe. Und es ist noch nicht einmal die ganze Stunde, da war noch mehr.

Und bei Ihnen? Auch ein ganzes Gefühlskarussell? Da sehen Sie mal, wie oft Sie die Gelegenheit haben, aus Frust oder Freude zu essen. Gefühle sind nämlich nahezu permanent da, auch wenn wir sie nicht bemerken. Und sie wandeln sich manchmal in einer affenartigen Geschwindigkeit. Eben waren Sie noch bestürzt über eine Sache, da klingelt das Telefon und Sie sind erfreut. Oder Sie waren fröhlich und es kommt die Post mit dieser Rechnung. Zack! Schon ist das Gefühl verändert. Sie öffnen die länglichen Briefe und stellen fest: Hey, das eine ist ja gar keine Rechnung, sondern eine Gutschrift! Na so was … schon hat sich Ihr Gefühl verändert.

Früher, als Sie noch nicht wussten, was Sie alles so fühlten, haben Sie in solchen Situationen oft gegessen. Ich sage das jetzt so, weil ich es aus eigener Erfahrung weiß. Sie gingen durch die Fußgängerzone und spürten lediglich den Impuls: »Och, eigentlich könnte ich jetzt ein Nusshörnchen essen!« Früher haben Sie sich das Hörnchen gekauft und vielleicht noch ein Eis hinterher gegönnt. Jetzt gönnen Sie sich gar nichts mehr, sondern essen das Hörnchen und Eis bewusst und gerne, wenn Sie … genau, wenn Sie Hunger haben und so lange, bis Sie satt sind.

Innehalten und nachdenken

Ab jetzt gehen Sie mit Ihren Impulsen anders um: Immer wenn Sie, egal wo und egal wann, Gedanken in sich spüren, wie:

- »Oooch, ich könnt jetzt … essen«,
- »Ich glaub, ich hab Lust auf …«,
- »Riecht das hier gut, ich muss jetzt auch …«,

halten Sie inne. Spüren Sie in sich hinein und fragen Sie sich:

- »Was habe ich eben gefühlt?«

Und zwar genau in dem Moment, als das kleine oder große Verlangen kam. War es Ärger, Frust, Nervosität, Freude oder Langeweile?

Oder war es Hunger?

Es ist sehr wichtig, dies schnell und direkt zu überprüfen.

Keine Angst, ich will Ihnen das Nusshörnchen nicht ausreden. Was ich aber möchte, ist, dass Sie sich wie an einer Weggabelung fühlen. Steht »Hunger« auf dem Schild, dann holen Sie sich ruhig das Hörnchen oder vielleicht etwas, das hochwertiger und nahrhafter ist.

Steht aber »Gefühl« auf dem Schild, dann registrieren Sie die Kopplung »Gefühl und Nahrungsreiz«. Nun können Sie sich selbst fragen: »Will ich das Hörnchen (oder was auch immer) trotzdem essen?« Wenn ja, dann essen Sie! Aber bitte mit vollem Genuss, denn Sie haben sich die kleine Nascherei ganz bewusst erlaubt. Sie wissen, dass Sie zwar eigentlich keinen Hunger haben, aber naschen möchten. Das ist dann aber eine bewusste Entscheidung und somit auch völlig in Ordnung.

Es ist genug da

Eine Portion, die etwa so groß ist wie eine geballte Faust, ist genau die Menge, die der Körper benötigt, um satt zu werden. Je wählerischer wir sind und je öfter uns dies und das nicht schmeckt, desto eher ist davon auszugehen, dass es sich bei diesem Körpersignal nicht um Hunger handelt, sondern eher um Lust. Je mehr wir uns mit dem Thema Essen beschäftigen, desto wahrscheinlicher ist es, dass sich ein Verlangen nach Essen einstellt. Deswegen habe ich beim Schreiben dieses Buches zugenommen. Aber ich werde diese überflüssigen Kilos wieder verlieren, wenn ich mich nicht mehr von morgens bis abends mit Ihnen über Essen unterhalten muss. Und ich kann Ihnen sagen: Ich freue mich auf diese Zeit!

Wenn Sie sich selbst aber antworten: »Nein, ich weiß nun, dass ich mich gerade geärgert habe. Das hat mit dem Hörnchen nichts zu tun. Ich möchte lieber dann essen, wenn ich Hunger habe.« Dann lassen Sie die Bäckerei mit der gleichen Heiterkeit und dem gleichen Frohsinn links liegen, wie Sie das Hörnchen sonst gegessen hätten.

Es gibt sogar noch eine weitere Möglichkeit. Sie kaufen sich das Hörnchen und heben es auf – für später, wenn Sie wirklich Hunger haben.

Die meisten Nahrungsmittel sind jederzeit erhältlich.

Doch ich möchte Sie noch einmal daran erinnern, dass unsere Gesellschaft nicht an Nahrungsmangel leidet, sondern an Nahrungsüberfluss. Wir können ständig, ständig, ständig essen, wenn wir wollen. Hunger ist ein aussterbendes Gefühl. Wir müssen den kleinen Hunger wieder pflegen und hätscheln, damit wir ihn überhaupt zu spüren bekommen.

Das sind sehr alte Gefühle und Gedanken, die noch aus einer Zeit stammen, da es wirklich nicht viel zu essen gab. Die Zeiten haben sich aber geändert. Ich will damit sagen, wenn Sie jetzt Ihr Nusshörnchen nicht essen oder kaufen, dann bekommen Sie mit Sicherheit auch später oder morgen noch eins. Entweder haben Sie welche in »der Froste«, wie eine frühere Freundin von mir die Tiefkühltruhe so nett nannte, oder die Tankstelle um die Ecke hat welche oder die Bäckerei hat schon wieder auf, und wenn nicht, dann bekommen Sie am Bahnhof sicher welche. Es besteht also kein Grund, ein Mangelgefühl zu entwickeln.

Wenn Sie Ihr Essverhalten umerziehen möchten, dann ist es gut, sich das immer wieder klar zu machen, besonders wenn Sie zu Hamsterkäufen im Supermarkt neigen. Sagen Sie sich das wie ein Mantra immer wieder vor: »Es ist genug zu essen da. Heute, morgen und auch in der Zukunft. Ich kann mir zu jeder Zeit die Lebensmittel kaufen, die ich gerne hätte.«

Warum wir essen

Essen ist mehr als Nahrungsaufnahme. Es kann vielerlei sein, je nachdem, wie Nahrung in unserer Ursprungsfamilie eingesetzt wurde oder wie wir sie selbst bewerten. Wie in den vorausgegangenen Kapiteln bereits beschrieben wurde, ist, was wir essen und wie wir in diesem Moment fühlen, sehr eng miteinander verknüpft. Daher müssen wir uns als Erstes mit unseren Gefühlen beim Essen beschäftigen, wenn wir den Gründen dafür, warum wir essen, auf die Schliche kommen wollen. Sowie Sie einen Ess-Impuls bemerken, spüren Sie in sich hinein – und das bitte wirklich sehr aufmerksam! Dazu genügen fünf kurze Fragen:

- »Habe ich Hunger?«
- »Wie ist meine Stimmung?«
- »Wie würde ich meine Emotionen beschreiben?«
- »Was geht mir durch den Kopf?«
- »Möchte ich essen oder nicht?«

Dies ist ein wichtiger Moment, wenn nicht einer der wichtigsten überhaupt. Es ist egal, was Sie essen, ob es ein Dickmacher oder Schlankmacher ist. Entscheiden ist: Wie fühlten Sie kurz vorher, als der Gedanke in Ihren Kopf kam?

Ist es tatsächlich Hunger, das spüren Sie beispielsweise durch ein Magengrummeln, dann ist es Zeit zu essen. Wenn wir wirklich Hunger haben, gelüstet es uns übrigens eher nach wirklich nahrhaften Lebensmitteln, wie Fisch, Fleisch, Kartoffeln, Suppe, Salat und weniger nach einem Windbeutel oder Eisbecher. Der Körper braucht Energie und zeigt uns durch den Appetit auf, wo er sie am besten herbekommt.

Haben Sie keinen Hunger, dann notieren Sie sich innerlich diesen Moment und Ihre Gedanken. Wenn Sie aber tatsächlich hungrig sind, dann essen Sie eben den Riegel oder das Eis oder die Wurst … wenn Sie das wollen.

Möchten Sie wirklich essen?

Wenn JA – dann hinein damit! Und zwar ohne schlechtes Gewissen. Genießen Sie Ihr Eis, die Schokolade, Bratwurst oder was immer es ist. Essen Sie langsam, schmecken Sie nach. Es besteht kein Grund, etwas hastig in sich hineinzuschlingen, denn es ist kein schlechtes oder gutes Lebensmittel, sondern einfach Nahrung, für die Sie sich in diesem Moment entschieden haben. Sie wollen dies essen! Nichts und niemand darf Ihnen da etwas reinreden, auch Sie selbst nicht. Also: keine inneren Quengelmonologe, sondern purer Genuss.

Es gibt keine guten und schlechten Nahrungsmittel, sondern wir verbinden mit bestimmten Nahrungsmitteln bestimmte Glaubenssätze und Bilder. Es ist nicht das Nahrungsmittel selbst, sondern unser Verhalten, das uns dick macht. Besonders dann, wenn uns seelisch etwas belastet und wir versuchen, dieses Gefühl mit Nahrungsmitteln zu kompensieren. Dabei brauchte unser Körper in diesem Augenblick keine Nahrung, sondern unsere Seele eine Lösungsstrategie.

Wenn Sie sich aus diesem oder einem anderen Grund für NEIN entschieden haben, dann essen Sie nicht. Wetten, dass die Bratwurst keine Beine bekommt und Ihnen wegläuft und es auch später noch Eiskugeln gibt? Wenn Sie jetzt nicht essen, dann später, wenn Sie sich dafür entschieden haben und essen ***wollen***!

Viele diätgeschädigte Frauen bekommen es nun mit der Angst. Sie sagen sich: »Wenn ich mich dagegen entscheide, wer weiß, wann ich es dann wieder bekomme? Der Moment war gerade so günstig, denn ich hätte es mir erlauben können!« Dies ist einfach falsch! Dieser Moment ist nicht einmalig, sondern kommt wieder. Bei manchen Frauen sogar täglich.

!

Sie können essen, wann Sie wollen! Sie haben die Entscheidung in der Hand.

BEISPIEL: Warum Elly K. Pralinen essen muss

Elly ist dreiundachtzig Jahre alt und vernarrt in gute Pralinen, wie sie meint. Ich meine, dass es egal ist, welche Sorte man ihr mitbringt, denn sie isst jede Praline mit der gleichen Schnelligkeit auf. Schwups! Schwups! Schwups! Schon sind drei Pralinen drin in ihrem Mund und werden zu einer Masse verkaut. Wem's schmeckt ... Elly offenbar und deswegen will ich ihr da auch nicht reinreden. Aber warum isst sie eigentlich so schnell? Das interessiert mich viel stärker als die Tatsache, was sie isst.

Elly ist eine Frau der Kriegsgeneration. Wenn es mal Pralinen gab, ergatterte sie vielleicht ein paar, und es war nicht möglich, sich am nächsten Tag wieder welche zu kaufen. In diesem Moment gab es Pralinen, das war die Chance. »Greif jetzt zu, wer weiß, wann es wieder welche gibt!«, muss sie sich damals gesagt haben. Und es war in diesem Moment völlig egal, ob Elly überhaupt süßen Hunger hatte. Süßes war Mangelware. Wer also schnell und beherzt zugriff, bekam das meiste ab.

Der Krieg ist vorbei. Elly weiß das, aber ihr Verhalten nicht. Ihr Verhalten ist wie damals in den Kriegstagen. In Wahrheit kann Elly Pralinen essen, wann immer, so viel und so oft sie will. Eine, zwei, drei, vier oder von mir aus auch eine ganze Schachtel. Wann immer sie Schokolade naschen möchte, steht ihr ein riesiges Angebot zur Verfügung. Sie hat Vorräte oder kann zum Bahnhof fahren, sollte sie um Mitternacht Schokogelüste bekommen. Es herrscht kein Mangel mehr, und es gibt auch keinen Gnom auf ihrer Schulter, der sie zwingt und auffordert zu essen. *Ich konnte nicht anders. Ich musste essen. Ich musste die Schachtel leer essen. Wenn ich anfange, dann muss ich leer essen.* Nun, Elly gibt sich da schon selbst den Befehl. Aber das hört sie nicht so gern. Lieber schiebt sie die Schuld auf imaginäre Gnome.

Wir können essen, wann wir wollen! Es ist genug Essen da. Sie haben die Wahl und Sie können sich entscheiden. Deswegen macht es nichts, wenn Sie ***jetzt*** Nein sagen. Sie können sich sofort, in einer Stunde, früher oder später neu entscheiden, wenn Sie das möchten. Alle Möglichkeiten sind für Sie offen. Diese innere Haltung gibt Ihnen die Entscheidungsgewalt zurück.

Jetzt nicht, aber vielleicht nachher

Zu erkennen, was Sie fühlen, wenn Sie keinen Hunger haben, aber essen möchten, kann Ihnen helfen, andere Lösungsmöglichkeiten zu finden. Sie sind sich dann Ihrer selbst bewusst und können sich das geben, was Sie wirklich brauchen. Noch mehr: Sie lernen sich immer besser kennen, denn kein Gefühl wird mit Nahrung zugestopft. Und das hilft Ihnen, Ihren Lebensweg zu erkennen und freudig zu beschreiten. Menschen, die wissen, was sie wollen (auch in der Ernährung), haben eine offene Ausstrahlung und ruhen in ihrer Mitte.

ÜBUNG: Gefühl von Selbstsicherheit

Drehen Sie einen inneren Film (siehe Seite 74). Darin stellen Sie sich selbst als selbstsichere, selbstbewusste Person vor und agieren also solche. Sie werden lächeln und tief durchatmen. Versprochen.

Machen Sie sich bewusst, dass Sie ein einer Gesellschaft leben, die unter Bergen von Leberwürsten, Eiskugeln, Schokolade, Torten, Nusshörnchen etc. ächzt. Sie können vermutlich auf Jahrzehnte sichergehen, dass Ihre Gelüste befriedigt werden. Dann, wenn Sie … genau!

Es ist egal, wann der Moment auftaucht. Ob in zehn Minuten oder zehn Stunden. Sie dürfen immer essen, wenn Sie sich dafür entschieden haben. Die Zeiten, in denen Sie Ihren Tag nach Nahrungsmittelaufnahmezeiten eingeteilt haben – nach ***erlaubt*** und ***nicht erlaubt*** oder ***jetzt, jetzt nicht*** und ***nie wieder*** –, sind vorbei. Ab jetzt stehen Ihre persönlichen Wünsche und Bedürfnisse im Vordergrund. Es kann sein, dass die mit manchen Ideen eines Diät-Experten korrespondieren. Sie müssen aber nicht. Möglicherweise melden sich Ihre Bedürfnisse jetzt auch noch ein wenig diffus. Vergessen Sie nicht, über Jahre hat man Ihnen so viel erzählt, dass Ihre individuelle Körperwahrnehmung darunter verschwommen ist. Die gilt es nun wie ein Mosaik aus der Römerzeit sanft vom Staub frei zu pusten, mit sorgsamer Hand zu reinigen und neu zu entdecken. Lassen Sie sich Zeit, versuchen Sie sich selbst gegenüber unvoreingenommen und neugierig zu sein. Testen Sie Lebensmittel, probieren Sie verschiedene Geschmacksrichtungen, wagen Sie Neues und nehmen Sie wahr, was Ihnen schmeckt, gut tut und Ihrem Körper wirkliche Energie gibt.

Es ist etwas sehr Bereicherndes, das feine Körpergefühl zu entdecken. Sie werden sich dabei immer näher kommen und Ihre Ernährung wird sich wie von selbst verändern. Manche Dinge werden Sie gar nicht mehr essen wollen. Ich bin derzeit, da ich diese Zeilen schreibe, in Wien. Die Waagen gibt es nicht mehr, aber die Germknödel noch immer. Ich könnte das alles essen: Germknödel, Palatschinken, Kaiserschmarrn. Wenn ich davorstehe, will ich es aber nicht, denn ich weiß, diese Speisen bestehen hauptsächlich aus Mehl, Zucker, Eiern und Marmelade. Das ist mir inzwischen zu wenig Inhalt. Ich finde es irgendwie pampig und ich mag das Körpergefühl nicht, das sich danach einstellt. Aber wenn ich es essen will und Hunger habe, oder es essen möchte, weil es zu Wien gehört, dann bitte, gerne! Was das angeht, schreibe ich mir nichts mehr vor. Es muss ja auch nicht die ganze Portion sein. Sehr häufig entscheide ich mich dafür, meinem Körper die ***Information*** zu geben. Was das ist, erfahren Sie im nächsten Kapitel.

Wie wir essen

Auffallend viele Menschen behaupten von sich, sie würden das Essen ***einfach zu sehr genießen***. Erst einmal möchte ich die Frage in den Raum werfen, wie das überhaupt gehen soll, etwas ***zu sehr zu genießen***. Welches Maß an Genuss ist denn die Vorgabe? Frage ich nach, dann bekomme ich zur Antwort: »Nein, es ist nicht das Genießen, ich kann einfach nicht aufhören.«

Da haben wir wieder einen kleinen unsympathischen Glaubenssatz. Wenn ich glaube, dass ich nicht aufhören kann, nun, dann ***muss*** ich weiter essen, dann ***kann*** ich gar nicht anders und bin dem, was auf meinem Teller liegt oder auf dem Tisch steht, hilflos ausgeliefert.

Es geht also um Menge und nicht um Genuss. Von etwas, das uns schmeckt, wird zu viel gegessen. Meistens wird nicht nur zu viel gegessen, sondern auch zu schnell. Schnelles Essen macht aber dick und hat mit Genuss gar nichts zu tun. Wer schnell isst, schmeckt nicht, was er isst. Die Durchlaufquote im Mund wird erhöht und man merkt nicht, ob man bereits genug gegessen hat.

!

Das geschieht, wenn wir zu hastig essen:

- Die Nahrung wird nicht bewusst geschmeckt
- und auch nicht genossen,
- man isst zu viel,
- fühlt sich davon müde
- und schwer
- und lethargisch
- und aufgebläht
- und nicht nur das Körpergefühl ist danach schlecht,
- auch seelisch fühlt man sich auf einmal nicht mehr wohl.

Die Vorteile von langsamem Essen

- Die Nahrung wird eingespeichelt und damit besser verdaulich,
- sie wird besser gekaut,
- die Zutaten können besser geschmeckt werden
- und damit wird das Essen mehr genossen;
- wir merken schneller, wenn wir satt sind,
- lernen unseren Körper und seinen Energiebedarf kennen,
- können uns darauf einstellen, was unser Körper gerade braucht, und
- spüren es deutlicher, wenn wir eher Durst als Hunger haben.

Menschen, die zu schnell zu viel essen, spüren meist schon während des Essens, dass da gerade etwas aus dem Ruder läuft. Erst recht dann, wenn es sich um eine so genannte Fress-Attacke handelt. Sie fühlen sich der Nahrung ausgeliefert und befürchten, dass sie sich ***niemals in den Griff*** bekommen werden. Letzteres ist ein negativer Glaubenssatz. Sie müssen sich gar nicht in den Griff bekommen (denn das ist eng und drückt Ihnen die Luft ab), sondern es geht um die Veränderung Ihres Ernährungskonzepts. Dafür haben Sie sich bereits entschieden. Alles andere ergibt sich nach und nach.

8 Füttern Sie Ihren Körper mit Informationen

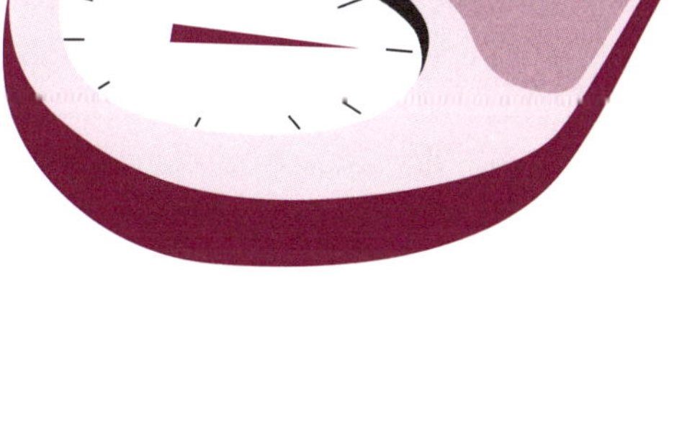

Werden Sie zum Testesser

Was soll das sein, dem Körper die Information geben, nach der es ihn gelüstet? Nun, es könnte sein, dass Sie sich ganz langsam und Kekskrümel für Kekskrümel dafür entscheiden, nicht mehr alles essen zu ***wollen***. Vielleicht hat Ihnen Ihr Körper rückgemeldet, dass er schwere Soßen nicht mehr mag. Und auch keine Schweinshaxen und keine Schwarzwälder Kirschtorte mehr will. Wenn es Ihnen so geht wie mir, dann haben Sie sich aber über Jahre so viel versagt, dass Sie gerne hin und wieder dem Körper eine lange Nase zeigen und ihm sagen: »Es ist mir egal, wie unverdaulich das Zeug ist. Ich will es. Und zwar sofort!«

Oder es gibt in Ihrem Leben so ein kleines Laster, eine kleine Sucht, die Sie nicht ablegen wollen. Bei mir ist das Schokolade. Nicht, dass ich schokoladensüchtig bin, nein, ich bin eher süchtig nach dem Kauf von Schokolade. Ich gehe unglaublich gerne in Süßwarenabteilungen oder in kleine Schokoladenläden. Mich lachen die Namen, die Verpackungen, die bunten Tafeln an. Und neuerdings gibt es ja immer mehr und immer exotischere Sorten. Vorbei die Zeit, als wir nur zwischen »Schokolade« und »Schokolade mit Nüssen« wählen konnten. In Süßwaren kann ich richtig schwelgen, lasse eine Menge Geld in den Läden und plane schon beim Rausgehen, was ich mir als Nächstes kaufen werde.

Dem steht gegenüber, dass ich mich dafür entschieden habe, nicht mehr so viel Zucker beziehungsweise Kohlenhydrate zu mir zu nehmen. Als »altes Brotfresserle« hab ich erkannt, dass Brot (außer Vollkorn) mir gar nicht so gut tut. Außerdem ist Weißbrot auch so schrecklich ***leer***. Zudem haben einige Menschen in meiner Familie Diabetes, kurzum, meinem Körper tun Zucker und Kohlenhydrate nicht gut.

Meiner Naschlust ist das aber egal. Wenn ich durch die Stadt flaniere oder im Supermarkt einkaufen gehe, dann machen mich meine Augen auf bunte Schachteln mit Schokokeksen und fein verpackte Luxus-Tafeln aufmerksam.

Mmmh. Mohn mit weißer Schokolade, klingt das lecker!

Oder dunkle Schokolade mit Pfefferkörnern.

Oder Weihnachtsschokolade.

Oder Frühlingsschokolade.

Oder Joghurtschokolade mit Pfirsichen oder Erdbeeren.

Eiskaffeeschokolade.

Schokolade mit Kardamom.

Die Versuchung ist groß. Also was mache ich? Natürlich kaufe ich nicht die ganzen Abteilungen leer, das wäre auch für meinen Geldbeutel zu viel. Aber ich gönne mir mindestens eine Tafel, wenn nicht sogar zwei oder drei. Die nehme ich dann mit nach Hause und nun geht der Spaß eigentlich schon los. Weil ich mir Schokolade generell erlaube, kann es sein, dass ich die Tafeln erst einmal vergesse. Das ist nichts Weiner-Typisches, sondern auch Sie wird dieser Segen einst befallen, nämlich dann, wenn Sie sich nichts mehr verbieten. Je mehr wir uns erlauben, desto weniger *müssen* wir haben.

Und dann kommt der nächste Schritt, das Feintuning. Wenn es mir dann wieder einfällt, dass ich ja noch Schokolade habe, entscheide ich mich für eine Tafel, oder auch mehr. Ich will jetzt Schokolade und ich gebe mir:

Die Information!

Das bedeutet in einzelnen Schritten:

Ich betrachte mir die Schokolade, noch verpackt, als wäre ich von Beruf Schokoladentesterin. Wie sieht sie aus, was steht drauf, wird mit bestimmten Geschmacksnuancen geworben?

Ich öffne die Schokolade und breche mir eine kleine Ecke ab. Die probiere ich.

Noch genauer: Ich gebe meinem Körper die Information, die er verlangt. Wie schmeckt die Schokolade? Hält die Verpackung, was sie mir verspricht?

Es ist eigentlich schon fast peinlich, aber die meisten Schokoladen halten das leider nicht. Egal wie teuer sie sind oder wie aufwändig eingepackt. Meistens probiere ich und zucke mit den Achseln. Schon gut, aber ist sie das Geld auch wert? Ähnlich ergeht es mir in vielen Konditoreien. Der Kuchen, die Torte, das Gebäckstück sieht super aus, aber wenn ich genau hinschmecke, dann bin ich wie ernüchtert.

Wenn ich also getestet habe und weiß, wie die Schokolade schmeckt, kommt sie wieder in den Schrank. Wenn ich will, kann ich noch eine andere Schokolade testen. In meinem Haushalt finden sich ja genug. Oder ich esse später noch mal davon. Aber eigentlich genügt mir das schon. Meine Nasch-Neugier ist bereits befriedigt. Ich muss nicht weiter gedanklich um die Schokolade schleichen, sondern ich weiß jetzt, was ich wissen wollte.

Wie geht es mir damit?

Erst einmal fühle ich mich befriedigt. Ich habe Schokolade gegessen und konnte meine Neugier befriedigen. Da ich als Testerin davon esse, habe ich die Schokolade langsam probiert und nicht Riegel für Riegel in mich hineingestopft. Und da die meisten Süßwaren echt eine Enttäuschung sind, brauche ich nicht mehr davon. Wenn Sie wie ich anfangen, Süßigkeiten wie ein Profi zu testen, dann wird es Ihnen bald gehen wie mir. Viel PR für eigentlich nicht viel. Aber es macht mir nichts aus. Es ist ja mehr die Idee, der Traum, den ich beim Einkauf der Schokolade habe, als der tatsächliche Genuss. Schöne Süßwarengeschäfte sind für mich der Himmel!

Das ist wie mit Männern. Wenn Sie Single sind und einen suchen, dann haben Sie eine Idee von einem Mann. Wie er auszusehen hat, wie er riechen und wie er sich benehmen sollte. Und wenn Sie dann mal angebissen haben, kann es sein, dass Sie bald satt sind. Der Mann hält nicht, was er vorgab zu sein. Wenn Sie einen Partner haben, müssen Sie immer mal wieder den »Eheschokotrunk« testen: Prüfen Sie, ob das Rezept noch stimmt oder ob es verfeinert werden muss. Die Idee von Liebe ist manchmal größer als das Leben mit der Liebe selbst. Deswegen können Phantomlieben so eine große Macht entwickeln. Es könnte so schön sein …

Genau hinschmecken!

Was in der Liebe nicht immer klappt, haben Sie bei der Schokolade und natürlich auch bei allen anderen Lebensmitteln selbst in der Hand. Es muss keine Phantomschokoladen in Ihrem Leben geben, Sie können verschiedene Sorten testen und probieren. Schon nach dem ersten Bissen können Sie sich dafür oder dagegen entscheiden. Das können Sie bei Männern nicht. Zumindest nicht, wenn Sie dem Mann eine wirkliche Chance geben wollen. Die Schokolade bleibt ja bis zum Ende so. Männer sind eher wie Pralinenschachteln. Man sollte wenigstens ein paar (Verhaltensweisen) versucht haben, ehe man gegen die ganze Marke wettert.

Nehmen wir einmal an, diese Weiner-Idee würde Ihnen einleuchten. Dann haben Sie alsbald fünf – nein, nicht fünf Männer im Bett, sondern fünf und mehr Schokoladen im Schrank. Und alle sind angebrochen. Es ist tatsächlich so, dass von den meisten meiner Schokoladen (ich spreche jetzt wirklich von etwa 85 Prozent) nur eine Ecke oder ein Riegel fehlt, denn wenn ich Schokoladengelüste habe, mache ich lieber eine neue Tafel auf. Eine Sorte, die ich noch nicht kenne oder schon lange nicht mehr gegessen habe. Oder eine, die ich überprüfen möchte, ob sie noch immer zu meinen Lieblingssorten zählt. Was mache ich nun mit diesen angebrochenen Tafeln, die mich beleidigt anschauen, wenn ich die Schublade öffne? Sie wandern außer Haus! Zu Freundinnen, kinderreichen Familien in der Nachbarschaft, einem Schleckermaul in meinem Haus. Diese Menschen kennen inzwischen meine angefressenen Tafeln. Möchte ich, dass das ein wenig feiner aussieht, dann breche ich die Schokolade in kleine Stücke und verpacke sie in eine Tüte oder Schachtel. Wenn Zweifel kommen, dann kann ich beim Verpacken auch noch einmal davon probieren. Doch meistens behält die erste Testrunde die Gültigkeit.

Mein Körper hat die Information dieser Schokolade bekommen. Er ist zufrieden und kann sich anderem zuwenden. Und wie ich es mit der Schokolade mache, mache ich es mit allem. Egal ob Wurst, Nachtisch, Brotsorten oder Kuchen. Ich gebe meinem Körper, wenn es ihn zu dem Nahrungsmittel zieht, diese Information. In den seltensten Fällen esse ich alles auf. Ich lasse mir Kleinstportionen abpacken, bitte um einen Versuchshappen, teile mit Freundinnen Kuchenstücke und mit meinem Partner Mehlspeisen, Vorspeisen, Wiener Würstchen. Ich gehe nicht mehr davon aus, alle Portionen alleine und ganz zu verdrücken. Mein Körper will wissen, wie etwas schmeckt, und ich gebe ihm den Input den er braucht. Danach ist dann Ruhe, es sei denn, ich habe tatsächlich Hunger.

In vielen Fälle genügt meinem Körper die Information. Wenn ich tatsächlich Hunger habe, esse ich mehr – von dem, was mir wirklich schmeckt.

Es kann also auch passieren, dass ich von einer Eiskugel nur ein bisschen nasche und von einer Wurst nur einmal abbeiße. Es kann auch sein, dass ich einen ganzen Eisbecher esse oder ein Riesenschnitzel, aber dann habe ich mich in der Regel ganz bewusst entschieden. Geht es nur darum, dass mir ein Nahrungsmittel schöne Augen macht, versuche ich zuerst zu testen, ob das Nahrungsmittel auch noch mehr kann als bloße Augendeckelklimperei.

Je öfter Sie ab jetzt hinschmecken, ob Ihnen das tatsächlich schmeckt, was Sie gerade essen, desto häufiger werden Sie feststellen, das es wirkliche gute Qualität braucht, um Sie zu überzeugen.

Ich könnte mir vorstellen, dass Sie sich, wie ich auch, lange Nahrungsmittel »schön gegessen« haben, nur weil Sie diese bestellt oder gekauft hatten. Das rächt sich später. Sie essen Packungen leer, obwohl Sie vom Geschmack gar nicht überzeugt waren. Sie löffeln Teller leer, machen Portionen nieder, schlucken, was das Zeug hält, und das, obwohl es Ihnen bei genauem Testen gar nicht mehr zusagt. Aber weil Sie's gewohnt sind, tun Sie's.

Ab jetzt ***tun Sie nichts mehr***. Sie werden nichts mehr aufessen, was Ihnen nicht wirklich und hundertprozentig schmeckt. Sie sind kein Mülleimer, und es finden sich vielleicht andere Menschen, die mehr Gefallen an diesen Nahrungsmitteln finden.

Erlauben Sie sich eher das Testen neuer Geschmacksrichtungen und entscheiden Sie sich fortan für die Information. Bei mir war das heute Abend die Information von Bananeneis mit heißer Schokoladensoße. Klingt verführerisch, ich weiß. Aber das ist leider auch schon alles.

Und wenn es wunderbar schmeckt?

Auch dann ist es hilfreich, dem Verlangen erst einmal die Information des Gewünschten zu geben. Sie müssen nicht sofort eine ganze Portion essen. Erziehen Sie Ihre Lust zu »stückchenweise«. Werden Sie immer wählerischer, hören Sie in sich hinein. Ist es Hunger, ist es Verlangen? Wenn Verlangen: Möchten Sie das Nahrungsmittel wirklich? Und? Schmeckt es? Wenn ja, dann essen Sie ein kleines Stück und versprechen Sie sich für später mehr davon. Essen Sie langsam, genießen Sie, nehmen Sie alle Information des Nahrungsmittels auf. Ist es:

weich
cremig
salzig
süß
fruchtig
cross
bitter
…?

An was erinnert es? Gibt es dazu eine Geschichte in Ihrem Leben? Verändert es sich im Mund? Riecht es anders, als es schmeckt? Welche Information des Nahrungsmittels ist für Sie die wichtigste? Welche Sinne werden angesprochen?

ÜBUNG: Was genießen Sie wirklich?

Viele Menschen behaupten, ohne den Kaffee am Morgen w ürden sie nicht richtig wach werden. Der Tag würde nicht beginnen. In Seminaren frage ich hier gerne genauer nach. Dazu bitte ich die Teilnehmer ihre Augen zu schließen und in die morgendliche Wohnung zu gehen. Es ist früh, sie sind noch ein bisschen müde, aber gleich gibt es Kaffee. Was ist der genaue Genuss?

- Ist es der Geschmack des Kaffees?
- Oder das blubbernde Geräusch der Kaffeemaschine?
- Ist es eine bestimmte Tasse, die man warm in den Händen halten will?
- Oder der Blick auf den Milchschaum in der Tasse?
- Ist es der Duft, der durch die Wohnung zieht?
- Oder die Vorstellung der Gemeinsamkeit am Frühstückstisch?
- Könnte es die Idee der Wirkung sein, die der Kaffee erzielt?

Meist stellt sich heraus, dass nicht der Geschmack des begehrten »Objekts« der eigentliche Genuss ist, sondern die Idee, die wir damit verbinden, oder ein Nebeneffekt des Geschmacks, wie der Duft. Wenn Sie das wissen, dann haben Sie auch einen Hinweis darauf, welcher Sinn bei Ihnen offenbar sehr ausgeprägt ist. Und dann können Sie diesen Sinn bedienen oder einen anderen stärken. Ganz so, wie Sie das möchten.

Empfehlungen, Vorschriften und Verbote bringen nämlich nichts. »Ratschläge sind auch Schläge«, heißt es so schön. Wir wollen für uns selbst entscheiden. Verbote schaffen Bedürfnisse! Deswegen lassen auch Sie sich so viel Freiraum wie nur irgend möglich.

Wenn Ihr Körper etwas möchte, das Sie selbst nicht so super finden, dann sagen Sie zu ihm: »Ich gebe dir die Information. Speichere sie in deinen Zellen.« Gespeicherte Informationen müssen nicht so häufig wiederholt werden. Sie sehen dann eine Torte oder Pommes frites oder was auch immer und erinnern sich bewusst: »Wie schmeckte das noch mal?« Ihr Körper sendet Ihnen dann die gespeicherte Information ins Bewusstsein und Sie können sich entscheiden, ob Sie die Information erneuern möchten oder ob die Erinnerung schon reicht. Ich gehe oft in Konditoreien und Imbissbuden. Dort schaue ich mir die Auslagen an, erinnere mich, wie das alles schmeckt, und überlege, ob ich das jetzt wirklich essen möchte. Wenn nicht, gehe ich wieder raus. Es war dann einfach nichts dabei. Ich habe aufgehört, mich von Bedienungen und Verkäufern unter Druck setzen zu lassen.

!

»Bitte? Was hätten Sie gerne?«
»Ich muss noch schauen!« (und die Erinnerung hochladen)
»Wir hätten dies und wir hätten das.«
»Mmmmhhh« (nicken und zustimmen)
»Möchten Sie vielleicht dies?«
»Ich brauche noch, bedienen Sie bitte zuerst weiter.«
Die geladene Information prüfen. Soll sie wiederholt werden?
Wenn ich nichts möchte, gehen: »Ich merke, im Moment passt es nicht. Ich komme vielleicht später wieder.«

Ich lasse es mir offen. Meine Erinnerung hat mir geholfen zu entscheiden, dass ich bestimmte Nahrungsinformationen jetzt nicht wiederholen muss. Also lieber etwas anderes …

Wenn bestimmte Informationen fehlen

Dieses Vorgehen funktioniert übrigens auch mit Nahrungsmitteln, die wir nicht zu uns nehmen möchten, die aber sehr gesund wären. Wenn Sie zum Beispiel sehr wenig Bitterstoffe schmecken, dann fehlt Ihrem Körper diese Information. Allerdings gibt es immer weniger Bitterstoffe in unserem Speiseangebot, normalerweise bitteres Gemüse wird so schnell gezüchtet, dass sich Bitterstoffe erst gar nicht entwickeln können. So, als wären pflanzliche Bitterstoffe nicht gut oder nicht wertvoll genug. Dabei stärken sie unsere Abwehr, denn sie wirken positiv auf unser Immunsystem. Bittergemüse, wie Chicorée und Artischocken, sind nebenbei eine natürliche Essbremse. Nicht, weil es nicht schmecken würde, sondern weil die darin enthaltenen Bitterstoffe die Verdauungssäfte anregen, und das macht schneller satt. Auch sollen pflanzliche Bitterstoffe den Insulinspiegel senken, das bedeutet, Heißhungergefühle können sich nicht oder nur sehr schwer entwickeln. Die Fettverdauung wird angekurbelt und bei Völlegefühl sind sie sowieso eine Wohltat. Wie gut ein Magenbitter nach einem schweren Essen tut, haben Sie sicher selbst schon einmal erfahren.

!

Auch wenn Sie am liebsten süß essen oder sehr gerne salzig: Essen Sie immer wieder bewusst auch ein Nahrungsmittel mit einer anderen Geschmacksrichtung.

Unser Körper braucht die Geschmacksrichtung bitter genauso wie süß, salzig, sauer und scharf. Er möchte hin und wieder bitter schmecken. Nur unsere Gesellschaft wurde nach und nach von diesem Geschmack entwöhnt. Trinken Sie also gelegentlich ganz bewusst einen Schluck bittere Limonade, einen bitteren Fruchtsaft oder essen Sie eine bittere Frucht oder Gemüse mit Bitteranteil. Sagen Sie dabei Ihrem Körper: »Hier kommt die Information ***bitter***. Speichere sie in deinen Zellen.« Kaffee und Espresso zählen übrigens nicht zu diesen gesunden Bitterstoffen.

Nach und nach wird sich Ihr Körper an den bitteren Geschmack nicht nur gewöhnen, sondern ihn immer mal wieder auch von selbst verlangen. Sie erinnern sich an etwas zurück, das unserem Körper gut tut!

Wie merkt man, dass es Hunger ist?

Und nicht etwa Durst? Bei Hunger grummelt der Magen und wir wollen etwas Nahrhaftes essen. Bei Appetit und Verlangen reagiert unser Körper eher geschmäcklerisch: »Nein, kein Obst, aber auch kein Brot, mmmh, nach was gelüstet es mich denn?«

Und wenn Ihr Körper Flüssigkeit von Ihnen möchte? Klar, dann bekommen wir Durst, aber Durst ist ein Alarmsignal, dann ist es eigentlich schon zu spät, denn wenn er sich meldet, leidet der Körper schon unter Flüssigkeitsmangel. Sie bekommen vielleicht Hunger auf Obst, weil Ihr Körper die Flüssigkeit in der Orange will. Achten Sie daher darauf, immer genug zu trinken. Bei einem kleinen Essbedürfnis trinken Sie ein Glas Wasser und beobachten, wie Ihr Körper darauf reagiert. Sie sind dabei, Ihren Körper kennen zu lernen. Die Unterscheidung von Hunger und Durst gehört mit dazu.

Trinken Sie ausreichend! Ihr Körper und Ihr Geist werden es Ihnen danken!

9 Qualitätsmerkmal: exzellent!

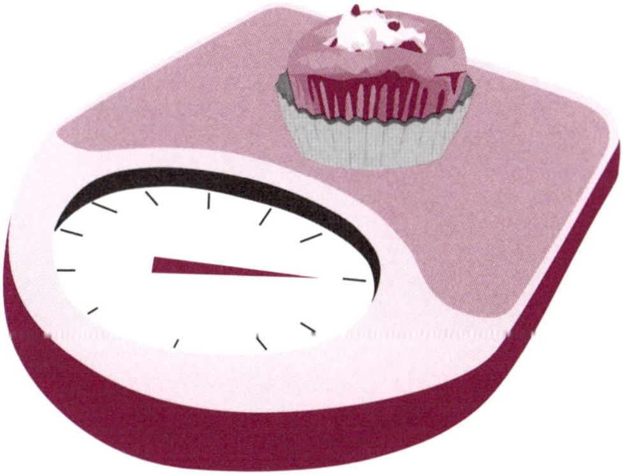

Was ist exzellente Qualität?

Ich habe in diesem Buch bereits sehr oft von dem Merkmal der Qualität gesprochen. Für mich persönlich ist Qualität bei Nahrungsmitteln: vollwertig, also ökologisch einwandfrei und vielfältig. Ich möchte, dass das Essen, das ich zu mir nehme, gesund ist und gesund aussieht. Inzwischen hat man nämlich erkannt, dass es nicht nur Ballaststoffe, Vitamine und Mineralstoffe sind, die unser Wohlbefinden unterstützen, sondern auch Duftstoffe und Farben (so genannte sekundäre Pflanzenstoffe). Nahrungsergänzungsmittel sind zwar bunt, sie duften und schmecken aber nicht. Und überhaupt: Wieso Pillen nehmen, wenn es Obst und Gemüse vom Ökobauern um die Ecke gibt? Je bunter der Teller, desto besser für unsere Gesundheit.

Wenn Sie sich jetzt für gute oder sogar sehr, sehr gute Qualität in Ihrem Leben entscheiden, dann wird sich das langfristig nicht auf Ihre Speisekammer beschränken. Nein, es könnte sogar Ihr Lebensmotto werden. Nur das Beste für mich selbst (und für die Menschen, die ich sehr mag)!

Das bedeutet:

- Gute Filme
- Schöne Gespräche
- Eine erfüllende Partnerschaft
- Verlässliche Freundschaften
- Schöne Blumen in unserem Haus
- Hochwertige Parfums
- Kleidung, die sich gut anfühlt
- Bettwäsche, die sich an den Körper schmiegt
- Weine, in denen wir die Sonne schmecken
- Radioprogramme, die uns wirklich gefallen
- Talkshows, in denen etwas erzählt oder diskutiert wird

Qualitätsbewusstsein bezieht sich auf das ganze Leben. Meist fängt man an einer Ecke an und irgendwann betrifft es alles. Manche Menschen fangen an, ihre Freundschaften genauer zu betrachten, andere nehmen ihre Lebensweise unter die Lupe und wieder andere kaufen mit einem neuem Bewusstsein ein.

Qualitätsbewusstsein umsetzen

Ich habe mich dafür entschieden, nicht mehr all das in mich reinzustopfen, was man mir anbietet. Wenn ich esse, dann sollte es eine bestimmte Qualität haben. Sind meine Qualitätsaugen eingeschaltet, dann finden sich nur ganz wenige Lebensmittel, die wirklich gut genug für mich sind. Ich muss suchen und ich muss mich informieren. Mein Anspruch ist Qualität. Früher habe ich gerne diese Schokoladenpuddings mit Sahne gekauft. Mmmmh, wie lecker. Heute stehe ich vor dem Kühlregal und frage mich: »Will ich das wirklich essen? Ist es gut? Ist es eine gute Qualität? Wie viel Zeug ist denn da neben dem Puddinggeschmack noch drin? Wie viele Geschmacksverstärker, Konservierungsstoffe?«

**Ich esse, damit ich leben kann.
Ich lebe nicht, um zu essen.** !

Wenn ich dann immer noch oder trotz allem will, dann kaufe ich mir den Pudding. Aber meistens lasse ich ihn im Regal. Nicht weil er dick macht. Ich habe keine Ahnung, wie viele Fettpunkte oder Kalorien diese Töpfchen haben. Nein, weil die Qualität nicht stimmt. Inzwischen passt dieser Pudding nicht mehr in mein Leben. Ich bin heute Besseres gewöhnt. Puddings dieser Art sind für mich das geworden, was man Junkfood nennt. Sie sind voll leerer Kalorien. Mein Körper bekommt keine Anregung und keine Energie, aber dafür Konservierungsstoffe.

Ich gehe beim Einkauf nicht nach Kalorien oder Fett, sondern nach Geschmack und Nutzwert für meinen Körper. Fettreduzierte Puddings, schmecken mir nicht mehr. Meine Geschmackszellen haben sich verändert, eine neue Richtung eingeschlagen. Sie wollen keine Zusatzstoffe mehr und nichts, was den Pudding künstlich streckt oder geschmeidig macht. Sie wollen Qualität.

»Nicht ich bin für die Nahrung da, sondern die Nahrung ist für mich da.«

Wenn Sie so denken, dann sind Sie dabei, eine grundlegende Veränderung in Ihrem Leben vorzunehmen. Sie sind dann auf dem besten Weg, wahrzunehmen, dass der liebe Gott uns Lebensmittel gegeben hat, damit wir überleben können, lachen, lieben, singen und Weitsprung machen. Er hat uns nicht geschaffen, damit alle Lebensmittel dieser Welt verputzt werden!

Lebensmittel sind dafür da, dass mein Energiemotor Sprit erhält. Ich tanke mit jeder Mahlzeit auf. Wenn ich zu viel tanke, also mehr, als ich verbrauche, läuft mein Tank über: Ich setze Fettpolster an. Irgendwo muss die Energie ja schließlich hin. Wenn ich das Falsche tanke, also Energie, die keine Energie ist, dann sammeln sich auch diese Stoffe in meinem Körper irgendwo.

Ernährungsgewohnheiten auf dem Prüfstand

Entdecken Sie, welchen Unterschied es macht, zu essen, damit man leben, lieben und arbeiten kann, oder zu essen, weil gerade etwas zu essen auf dem Tisch steht. Sie tanken ja auch ihr Auto nicht an jeder Zapfsäule, die auf Ihrem Weg liegt, oder?

Nicht nur Automotoren und Festplatten, auch wir verändern uns ständig. Wie unsere Haarfarbe und die Mode, die wir tragen, verändern sich auch unsere Essgewohnheiten. Mal fahren wir auf die eine Speise ab, dann wieder auf die andere. Je nach Jahreszeit und Alter ergeben sich da Bedürfnisverschiebungen.

ÜBUNG: Lieblings-Leckereien im Wandel

Machen Sie eine Liste Ihrer Lieblings-Leckereien. Das können bestimmte Produkte sein, Getränke oder ganze Speisen.

- Was liebten Sie als Kind? Was kauften Sie sich von Ihrem Taschengeld? Am Ende sogar heimlich?
- Was aßen Sie gerne in Ihrer Pubertät? Worauf fuhr Ihre Clique ab?
- Welche Gerichte kochten Sie mit Ihrem ersten Partner, Ihrer WG oder allein für Freundinnen in Ihrer ersten eigenen Küche?
- Was aßen Sie, als Sie so um die dreißig waren? Gingen Sie noch immer zu McDonald's oder war nun eher der Italiener angesagt?
- Wann haben Sie das letzte Mal ein Produkt aus Ihren Kindertagen gekauft? Und zwar nicht aus Nostalgie, sondern weil Sie es noch immer lieben?

Also, ich habe schon lange keine Marshmallows und Brausebonbons mehr gekauft – die liebte ich, als ich klein war. Die Getränke, die ich mir damals kaufte, hatten mindestens 70 Prozent Zuckeranteil. Es stand zwar Frucht drauf, war aber keine drin. Mein Taschengeld gab ich außerdem für Eissorten aus, die schreiend rot oder grün waren. All das mag ich heute nicht mehr. Es ist für mich völlig »aus der Mode gekommen«. Und später, mit meinem ersten Partner, da luden wir gerne zu Raclette-Essen mit Weißbrot ein, belegten Pizza und rührten zum Gemüse mehlige Soßen. Das esse ich alles nicht mehr. Und ich vermisse nichts. Wenn der Sohn meiner Cousine Marshmallows mampft, dann schaue ich gerührt und lächelnd zu. Und wenn meine Nichte Marlen und ihre WG zum Käsefondue aufruft, dann freue ich mich, wenn ich nicht auf der Einladungsliste stehe. Zum Schnaps danach komme ich dann freilich gern.

Wie sieht es bei Ihnen aus? Gehen Sie noch mal Ihre Liste durch. Was hat sich verändert, was ist geblieben? Und warum ist es geblieben? Welche Qualität hat es für Sie? Das müssen nicht unbedingt die Inhaltstoffe sein. Was sind heute Ihre Lieblingsgerichte? Was essen Sie am liebsten? Was landet im Supermarkt immer wieder in Ihrem Korb?

ÜBUNG: Testesser von einem anderen Stern

Wählen Sie sich drei Lieblings-Lebensmittel aus. Besorgen Sie sich diese und machen Sie aus diesem Essen ein kleines Fest der Neugierde. Speisen Sie so, als kämen Sie von einem anderen Stern und würden diese Nahrungsmittel zum allerersten Mal und mit ganz wachen und kritischen Geschmacksknospen essen.

Zuerst einmal schauen Sie sich an, was Sie da auf dem Teller haben. Na, wie sieht das aus? Appetitlich? Sonderbar? Spannend? Und wie riecht es – wenn es nach etwas riecht? Gut oder mau oder gar nicht? Am Ende gar ein bisschen eklig?

Und jetzt probieren Sie ein wenig. Wie schmeckt das? Wirklich gut? Essen Sie langsam und prüfen Sie genau – Punkt für Punkt – den Geschmack. Aha, so schmeckt das also.

Und? Ist es tatsächlich eine Ihrer Lieblingsspeisen? Eine, die Sie von dem riesigen Angebot da draußen erwählt haben, weil sie am besten zu Ihnen und Ihrem Leben passt? Die ein Symbol für das ist, was für Ihre Ernährung steht?

Es ist ganz merkwürdig. Wenn man genau nachschmeckt, dann sind die meisten unserer Lieblingsspeisen gar nicht soooo lecker. Es ist die Idee, die Fantasie, die wir damit verbinden, die lecker ist. Wir haben uns an den Gedanken gewöhnt, dass wir dieses Nahrungsmittel lieben, und vielleicht schon lange nicht mehr richtig nachgeschmeckt. Stimmt es noch? Schmeckt es noch? Sind Windbeutel mit Schlagsahne wirklich noch ein Megahit?

»Das schmeckt doch jedem!«

In unserer Gesellschaft setzt man voraus, das bestimmte Dinge schmecken ***müssen***. Pralinen, Schokolade, Torte, fetter Käse etc. Es wird gar nicht in Erwägung gezogen, dass jemand Schokolade vielleicht gar nicht so toll findet.

Zeitschriften greifen das Schokoladenthema gerne auf und preisen Schokolade als gesund, beruhigend und glücklich machend, denn Frauen erhalten durch Artikel dieser Art Absolution. Ich will aber keine Absolution und ich möchte keinen Speichelfluss selbst produzieren, nur weil ich Artikel lese, die mich ständig mit Nahrung, egal ob süß oder sauer, konfrontieren. Mag Schokolade so gesund sein, wie sie will. Wenn ich davon täglich und zu viel esse, dann tut sie mir ganz sicher nicht gut.

Wenn Sie befürchten, ab jetzt nicht mehr das essen zu dürfen, was Sie doch ***schon immer*** so gerne essen, dann genügt es fortan, wenn Sie sich sagen: »Im Moment esse ich es noch ganz gern, da aber alles im Leben Wandel ist, kann sich mein Geschmack ändern.« Etwas ***schon immer*** gerne gegessen zu haben, klingt mir übrigens ganz nach einem Glaubenssatz.

10 Womit wir uns nähren

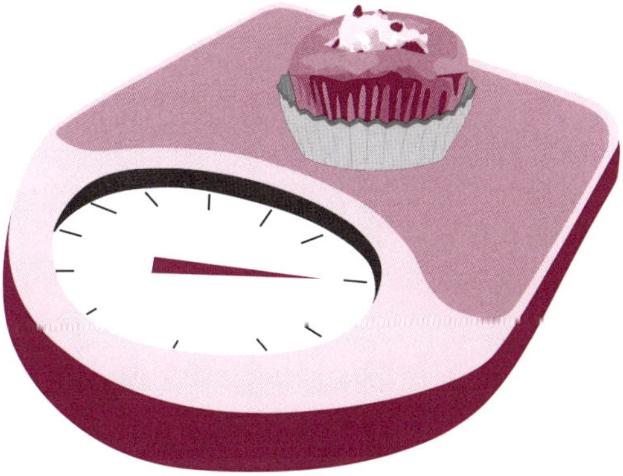

Wie viel Nahrung ist nötig?

Und vor allen Dingen welche? Offenbar habe ich in letzter Zeit zu viel an Lebensmitteln und zu wenig an geistiger Nahrung zu mir gekommen. Mein Kopf ist hungrig und mein Bauch hatte zu viel. Zumindest vermeldet das mein Hosenbund.

Zu viel gegessen bedeutet: Ich habe mehr zu mir genommen, als mein kleines Körperfahrzeug an Sprit braucht. Ich habe den Tank überlaufen lassen. Energie zugeführt, obwohl noch genügend Energie da war. Vielleicht sind meine Filter nicht sauber oder ich bin nicht richtig eingestellt. Das ist es doch, was man überprüft: Braucht ein Fahrzeug zu viel Energie? Irgendwas stimmt dann nicht, ***läuft falsch***, wenn ein Wagen zu viel Energie ***frisst***. Auch Menschen tanken manchmal mehr Energie, als sie eigentlich benötigen. Sie haben vielleicht ein Leichtfahrzeug als Körper, füttern es aber mit Diesel. Erstens haben sie sich daran gewöhnt und zweitens schmeckt es. Der Körper reagiert darauf, indem er die Energie speichert – und zwar als Fett. Das wissen Sie bereits, auch ohne mein Buch und ohne Diäterläuterungen.

Dennoch haben Sie sich jahrelang mit Diäten beschäftigt, weil die Ihnen vielleicht erklären können, wie Sie Ihren Körper so ***einstellen*** können, dass er wenig Energie verbraucht und dennoch gut läuft, sprich: Sie sich satt und munter fühlen, aber dennoch fröhlich bleiben. Aber Diätratgeber behandeln alle Menschen und deren Körper gleich. Sie finden darin nur Hinweise zum Thema ***Kraftstoff*** und dessen Qualität und Zusammensetzung. Das ist nicht unrichtig, aber etwa so, als wenn Sie ein Handbuch für Reparaturen an Ihrem Auto kaufen und der Experte des Buches tut so, als gäbe es nur eine Marke und nicht verschiedene Fahrzeugtypen.

Das Mucken Ihres Körpers hat zwar etwas mit Kraftstoff zu tun. Doch was ist außerdem mit den Bremsen, den Reifen, der Scheibenflüssigkeit? Haben Sie schmutzige Scheiben, wird Ihre Fahrt gefährlich, egal ob Diesel oder Super Plus im Tank ist.

Ganzheitlich zu leben bedeutet, darauf zu vertrauen, dass Sie einen Führerschein in der Tasche haben. Einen Führerschein für Ihren eigenen Körper. Denn tief im Inneren wissen Sie genau, was ihr Organismus braucht, damit er kraftvoll und gesund ist. Sie wissen es tausendmal besser, als es Ihnen eine banale Diät vormachen kann.

Sie wissen, was Ihnen gut tut

Diäten helfen nicht, vertraut mit Seele und Gewohnheiten zu werden. Sie erklären, was man essen darf, wann und wie viel. Sie helfen nicht zu erkennen, ob man in diesem Augenblick überhaupt Nahrung braucht oder etwas anderes. Viele Menschen nehmen außerdem nach Diäten wieder zu. Das zeigt, dass Diäten kein guter Weg sind.

Nicht nur Ihr Auto hat Filter und muss eingestellt werden.
Die Filter des Menschen sind seine Seele.
Die Einstellung ist unter anderem die Gewohnheit.

Nun wissen Sie das und könnten einen neuen Weg gehen. Doch Sie haben nicht mit dem Gewohnheitstier in sich gerechnet. Auch die Verbindung »Problem – Schokolade« ist in Ihnen vielleicht angelegt, wenn Sie es so gelernt haben. Ihr Körper hat sich das gemerkt und wird immer wieder nach Schokolade (oder anderem) verlangen, wenn die Situation stressig wird. Sie möchten das vom Kopf her ändern, aber dauernd fordert Ihr Magen Sie auf zu essen. Und wo Sie auch hinschauen, werden Sie mit Werbung zugedonnert, die Ihnen diverse Speisen und Getränke zeigt. »Ich will nicht mehr«, sagen Sie, aber die Verführung ist so groß. Oder ist es die Gewohnheit? Würden Sie verführt werden, wäre Ihre Gewohnheit eine andere? Wenn Sie kein Bier mögen, springen Sie dann

auf das »herrlich frisch Gezapfte« im Fernsehen an? Eben! Es könnte aber auch anders sein …
Ganz davon abgesehen: Wer sagt denn, dass Sie zu dick sind oder zu dünn? Die Tabellen, die Ihnen Ihr Idealgewicht vorrechnen, beziehen sich auf alle Menschen und nicht explizit auf Ihren Körper. Es ist jedoch wichtig, sein individuelles Wohlfühlgewicht zu finden und pflegen. Ich möchte mir nichts mehr vorschreiben lassen. Seit meiner Pubertät wissen fremde Experten, Redakteure, Autoren, Fotografen sehr genau, wie ich auszusehen habe und was angeblich das beste Gewicht für mich sei. Wie diese Experten, Redakteure, Autoren, Fotografen selbst aussehen, bleibt mir verborgen. Sie zeigen sich mir nicht. Ich soll also auf die Meinung eines Menschen etwas geben, von dem ich gar nicht weiß, ob er sich selbst an die von ihm aufgestellten Regeln hält? Halte ich mich an meine? Ja. Um sie immer mal wieder zu brechen. Will ich, dass Sie meine Regeln annehmen? Eigentlich nicht. Ich möchte Sie ermutigen, Ihre Lebensregeln zu finden, um diese dann immer mal wieder zu brechen, zu verändern, zu erneuern oder zu bestätigen.

Was ich aber auf jeden Fall möchte, ist, meine Gewohnheiten im Auge zu behalten, damit sie keine Macht über mich erlangen können. Diese kleinen Raubtiere könnten mich sonst hinterrücks anfallen. Vielleicht würden sie das gar nicht tun … aber ich gehe lieber auf Nummer sicher.

Sie sollen nicht mehr fremden Idealen entsprechen, sondern Ihren eigenen.

Die Liebe zu sich selbst

Ich habe ein Bild von mir, das mir gefällt. Nicht, dass ich so aussehe. Es ist ein Bild, wie ich gerne aussehen würde, und es ist erreichbar. Fast möchte ich sagen, das Bild ist ein Zustand. Es beschreibt eine innere Haltung und meine Zufriedenheit und ist mit keiner Kleidergröße zu bestimmen.

Die Liebe zu mir selbst begründet sich auf viel mehr als auf mein Körpergewicht. Ich mag an mir, dass ich viel lache, offen auf andere Menschen zugehe, dass ich tatkräftig bin, verlässlich und sehr wissensdurstig. Was mein Aussehen angeht, sind meine Augen hübsch, ich habe ein Grübchen, das sich beim Lachen zeigt, und meine Beine sind auch ganz wohlgeformt. Die Idee, die ich von mir habe, ist eine Frau mit strahlenden Augen, die in sich ruht. Dieses Bild von mir bin ich bemüht zu realisieren. Ich denke weniger daran, wie fest oder nicht fest meine Oberarme sind.

ÜBUNG: Schreiben Sie sich einen Liebesbrief

Möchten Sie sich nicht einmal einen Liebesbrief schreiben? Oder vielleicht genügt es fürs Erste, wenn Sie sich selbst mit liebevollen Augen ganz freundlich betrachten. Nehmen wir einmal an, Sie wären frisch verliebt in sich selbst und würden einem anderen Menschen von sich erzählen. Wie würden Sie Ihre Verliebtheit begründen? Was macht Sie aus? Was lieben Sie an sich? Was ist das ganz Besondere und Einzigartige an Ihnen?

Zu dieser Liebe, die ich zu mir spüre, gehört auch, dass ich mich in meiner Haut wohl fühle, das heißt gelenkig bin und vital. Ich weiß, ein geschmeidiger Körper ist oft das Zuhause für einen geschmeidigen Geist. Ich möchte mich geschmeidig fühlen und mich auf diese Weise im Leben bewegen. Es ist ein Vorteil, wenn man wendig ist und sich schnell in verschiedenen Situationen zu bewegen versteht. Mein Körper ist das äußere Bild meiner inneren Haltung. Er verkörpert meine Seele. An meinem Körper können fremde Menschen ablesen, welche Werte ich in meinem Leben vertrete. Dies ist für mich einer der wichtigsten Gründe, die mich veranlasst haben, meinen Körper mehr zu lieben, mehr Sport zu treiben, leichter und beweglicher zu werden und mich mit Dingen zu umgeben, die mir gut tun, die Qualität haben und die mich wirklich nähren.

!

Dinge, die mich nähren:

- Wirklich schöne Musik
- Sendungen im Radio und im Fernsehen, die mich gut unterhalten oder mir etwas auf angenehme Weise erklären
- Bücher, die mit Seele geschrieben wurden
- Frisches, naturreines Obst
- Fleisch von Tieren, die geliebt wurden
- Menschen, die für mich wertvoll sind
- Gespräche, in denen etwas ausgetauscht wird
- Osterglocken, Hyazinthen und Tulpen
- Apfelbaumwiesen
- Hand in Hand mit meinem Liebsten zu gehen
- Wenn meine Mutter glücklich ist
- Wenn mein Neffe sich mein Auto borgt
- Wenn Kinder mich fragen, ob ich mit ihnen spiele
- In Wien oder Weimar zu sein
- Tomaten, Basilikum, Mozzarella

Es gibt sehr viel, was mich nährt, und nur ein kleiner Teil davon hat etwas mit Essen zu tun. Qualität auf allen Ebenen zu suchen ist eine lebenslange Aufgabe, besonders in einer Welt, die von Angeboten strotzt, die keine Qualität haben. Sich auf die Qualität im Leben selbst einzuschwören, ist eine geistige Haltung, eine Abmachung mit sich selbst. Eine Strategie.

Wir werden nicht allein durch Essen genährt. Das Leben nährt uns. Wenn wir uns vom Leben, unserer Arbeit, unserem

Partner, den Kindern, den Kollegen gesättigt fühlen, brauchen wir viel weniger Lebensmittel als in einem Zustand der Unzufriedenheit.

Auch Sie sind für andere Menschen Nahrung.

Nahrung ist ein Austausch. Wir nähren und wir werden wieder genährt. Wie in der Liebe. Wenn wir viel Liebe geben, bekommen wir Liebe zurück. Liebe führt nebenbei zu Gewichtsverlust, weil wir weniger essen. Wir sind von Liebe erfüllt und benötigen keine Mohrenköpfe.

ÜBUNG: Was nährt Sie?

Schreiben Sie auf, was Sie im Leben nährt. Was gibt Ihnen seelische, körperliche und geistige Kraft?

Vielleicht fällt Ihnen dabei auch schon ein, welche Angebote, Kontakte und Lebensmittel Sie in Zukunft lieber von Ihrem Speiseplan streichen möchten.

Es kann sein, dass es mit der Qualität nicht immer so klappt, wie Sie das gerne hätten. Man hat nicht prinzipiell guten Sex und nicht immer Lust auf Biofrüchte. Das ist okay. Auch ich führe oft genug banale, aber launige Gespräche und esse Pommes frites. Aber ich sehe das als Ausnahme oder Pause, ehe ich wieder etwas Nahrhaftes zu mir nehme.

Nicht nur unsere Vorliebe für bestimmte Lebensmittel, auch die für bestimmte Gespräche oder für Kunst verändert sich im Lauf der Zeit. Ist es nicht schön, sich immer wieder aufs Neue zu begeistern und zu wissen, dass auch ein gutes Theaterstück ein Leckerbissen ist? Wenn nicht mehr »essen gehen« Ihr Hobby ist oder »Kochen«, dann werden Sie merken, dass die Welt noch mehr zu bieten hat als edle Essige und Öle oder Scampi auf Limettennudeln (Letzteres kann ich übrigens sehr empfehlen!)

Haben Sie schon einmal geschmeckt, wie lecker Waldluft ist? Wahrgenommen, dass das Vogelgezwitscher im Frühling wie eine luftige Nachspeise ist? Das satte Grün in sich eingesogen? Wir finden überall Nahrung, wenn wir bewusst und mit allen Sinnen durch die Welt gehen.

Inflation der Kochshows

Wenn Sie durch die Fernsehkanäle zappen, dann werden Sie auch immer wieder auf Köche und ihre Shows stoßen. Fernsehköche gibt es, seit es Fernsehen gibt. Waren sie früher der findige und heimliche Helfer der motivierten Hausfrau, gehören sie heute zum Trend. Wer keine Kochshows liebt, hat irgendwie nichts kapiert. Köche sind sexy, zumindest wenn sie jung und schnoddrig sind. Und kochen soll auch sexy sein, besonders dann, wenn es recht exotisch schmeckt. Außerdem werden Speisen nicht einfach serviert, sondern drapiert, und dazu benötigt es Anregung. Findet man die nicht in Sterne-Restaurants, dann schaut man eben Kochshows.

Kochshows bringen aber nicht nur frische Rezepte in die Küche, sondern machen auch Appetit. Wie sollte es man sich selbst oder einem anderen verübeln – nach einer Stunde Kochakrobatik und Feinschmeckerei im Fernsehen bekommt man einfach Hunger. Egal, ob man kurz vorher etwas gegessen hat oder nicht. Das liegt in der Natur der Sache. Und schließlich möchte man auch etwas zu kauen haben, wenn ***die im Fernsehen*** probieren und feinste Leckereien testen. Ein kleines Eis, ein paar Kekse oder ein Zipfel Wurst scheinen in diesen Momenten wenig und erlaubt. Doch Kochshows sind nicht nur Appetitanreger, sondern sie spiegeln für mich auch einen Trend in unserer Gesellschaft.

In unserer Gesellschaft wird, auch aufgrund dieser Shows, Essen oft überbewertet. Es dient heute nicht mehr allein als Nahrungs- und damit Energieaufnahme, sondern ist:

- Zeitvertreib
- Freizeitvergnügen
- Trost
- Zuwendung
- Luxus
- Verwöhnmoment
- Ritual
- Urlaubsmoment

Wir essen aus Langeweile, Liebeskummer, weil uns jemand versetzt hat, weil wir uns ärgern, frustriert sind oder Angst haben. Wir wollen uns auf dem Planeten des Wellness-Essens, der guten Restaurantgesellschaft, der Sterneköche zu Hause fühlen – weil dies zurzeit angesagt ist. Außerdem wollen wir darüber reden. Denn wer in solch einem Tempel war, gibt die darauf folgenden Tage fachmännisch damit an. Man brüstet sich mit Weinkenntnissen, Ambientekritik, wie der Service war und wie fantasievoll die Speisekarte. Das ist eine große Herausforderung für diese Restaurants, denn die Möglichkeiten sind nicht so vielfältig, wie es scheint.

Die Fernsehsender locken die Zuschauer mit Backen und Kochen. Niemand denkt darüber nach, ob dieser Kocherei nicht viel zu viel Aufmerksamkeit geschenkt wird. Auch ich schaue hin und wieder beim Kochen von Sterneköchen zu. Ganz besonders mag ich Sarah Wiener. Aber ehrlich gesagt würde ich mich lieber bei einem Glas Wein mit ihr unterhalten und weniger gemeinsam mit ihr in Töpfen rühren. Ich koche gerne, aber es ist nicht meine Passion. Und ich wäre froh, wir hätten ein paar Kochshows weniger und dafür ein paar interessante Dokumentationen mehr. Filme, die unterhalten oder schlauer machen. Solche Filme sind aber teuer. Kochshows sind es nicht. Deswegen gibt es mehr und mehr Kochsendungen.

Die Zuschauer schalten ein, und Fernsehredakteure gehen davon aus, dass das so bleibt. Wundern Sie sich also nicht, wenn immer mehr Zwiebelmief aus Ihrem Fernseher strömt. In einer Gesellschaft, in der aber Kinder und Erwachsene nahezu aus »allen Nähten platzen«, wäre es doch eher angesagt, sich anderen Programminhalten zuzuwenden. Oder?

Laut Stiftung Warentest ist bereits jetzt in Deutschland jedes fünfte und in Österreich jedes siebte Schulkind zu dick. Auch die Zahl der Kinder, die extremes Übergewicht haben, nimmt erschreckend zu. Es ist höchste Zeit umzudenken, sonst bricht irgendwann nicht nur unser Gesundheitssystem zusammen. Zu viel Fett am Körper belastet die Gelenke, den Blutkreislauf und die inneren Organe. Menschen, die zu viel Gewicht schleppen müssen, fühlen sich oft behäbig und schwerfällig. Da Körpergefühl und Seele aber eine Einheit sind, bedeutet das, dass sich auch die Seele nicht mehr so leicht und fröhlich fühlt, wie sie das gerne möchte.

!

Kochen ist dafür da, um Nahrungsmittel schmackhaft zuzubereiten. Essen ist kein Freizeitvergnügen. Wenn es das ist, nehmen wir in der Regel zu.

Die meisten Menschen in unserer Gesellschaft haben alles, was sie brauchen. Die Schränke sind voll. Die »Leidenschaft zu kochen« ist da eine wahre Hilfe, denn wer genügend Blumenvassen, Gläser und Tischwäsche im Schrank und keine Zeit zum Lesen hat, ist mit einem Kochhobby fein raus. Kochbücher muss man nicht lesen und besondere Kochzutaten verbrauchen sich. Teure Öle und Essige, hier ein besonderes Kraut, da ein Messerset – Kochen ermöglicht vielseitige Geschenke, die zu jedem Geldbeutel passen. Wenn man jemanden besucht, der gerne kocht, dann kann man immer etwas schenken und sei es echte Vanille oder ein handgeschöpftes Salz.

Das Kochvergnügen, von dem so viele schwärmen, entpuppt sich bei genauerer Betrachtung für mich aber viel eher als ein Hilferuf einer Gesellschaft, die von allem zu viel hat. Nicht nur wir, auch unsere Haushalte platzen aus allen Nähten. Und wir wissen uns nicht mehr zu beschäftigen. Sport und dann wieder essen. Wie wäre es denn, sich mit seinen Freunden einfach mal so zu treffen, ohne dies mit Essen zu verbinden? Gehen Sie auf ein Bier in die Kneipe, machen Sie einen Spaziergang oder gehen Sie mal wieder ins Konzert oder ins Kabarett – aber ohne Pausensnack!

Ach, lasst uns doch was essen gehen!

Essen ist allgegenwärtig. Wenn wir ins Kino gehen, dann kommen wir an den riesigen Theken mit Softdrinks, Popcorn, Eis und anderem kaum vorbei. Kino ohne etwas zu essen? Das ist doch nur das halbe Vergnügen! Gehen wir ins Theater, wird in der Pause ein Piccolöchen getrunken. Dazu gibt es ein wenig Fingerfood, denn die Pause ist ja kurz. Aber ohne diesen kleinen kulinarischen Zwischengang ist doch das ganze Theaterereignis nichts. Oder man geht vorher schön essen oder danach. Kunst und Essen gehören für viele Menschen inzwischen zusammen. Sie sind ein Paket, wie Kartoffelsalat und Würstchen. Fast möchte ich sagen, Essen wird uns in unserer Gesellschaft so aufgedrängt, dass es schwierig ist, daran vorbeizukommen. Immer mehr Anlässe werden mit Büfetts verknüpft. Familienfeiern werden in Restaurants zelebriert, dort, wo jeder auf der Karte etwas findet. »Oooch schon wieder essen gehen«, mögen Sie vielleicht sogar das ein oder andere Mal schon stöhnen.

Essen war schon immer ein Teil des gesellschaftlichen Lebens und ist es heute mehr denn je. Je weniger die Menschen in der Lage scheinen, sich auszutauschen, desto häufiger geht man miteinander essen. Das Sitzen in einem Restaurant erleichtert viel, besonders die Unterhaltung. Man kann sich über den zu warmen Wein aufregen oder über den zu kühlen Kellner. Es gibt Fleischsorten und Salatvariationen zu besprechen und man kann mit den Sternehütten protzen, die man jüngst besuchte.

Wenn Essen das Transportband für Gesprächsthemen ist, dann ist es einfach, lange am gleichen Tisch zu sitzen. Spätestens beim Espresso ist alles vorbei. Man geht nach Hause und kann sagen: »Das war doch mal wieder lecker!« Auch wenn es vielleicht gar nicht lecker war. Denn trotz intensiver Diskussion, aus welchem Gewässer der servierte Fisch wohl stammt, schmecken wir oft nicht mehr, was wir da auf dem Teller haben. Und wir schmecken nicht, ob es uns überhaupt schmeckt. Wir essen es, weil es teuer ist und weil es den anderen Gästen schmeckt. Etwas auf dem Teller liegenzulassen, provoziert Fragen. Fragen sind lästig, also essen wir auf.

Essensaufforderungen lauern uns also überall auf. Nicht nur, wenn wir bummeln gehen, auch am Abend mit Freunden, dem oder der Liebsten oder wenn wir einfach Fernsehen schauen wollen. Deswegen ist es wichtig, dass Sie eine eigene Meinung entwickeln, wenn es um das Thema Essen geht. Eine eigene Linie. Eine wirkliche Strategie. Die hat mit Abnehmen erst einmal nichts zu tun, sondern damit, dem Essen wieder einen untergeordneten Platz zu geben. Essen ist wichtig, aber unser Lebensglück ist nicht davon abhängig. Es kann sein, dass es für machen Menschen diese Bedeutung hat, das müssen Sie aber nicht übernehmen. Schließlich gibt es auch Menschen, deren größtes Vergnügen Angeln, Skifahren oder die Jagd ist. Das übernehmen Sie ja auch nicht automatisch. Sie lassen den anderen ihr Vergnügen. Genauso können Sie Menschen auch essen lassen.

In meinem Beruf komme ich ständig mit Menschen zusammen, die mich nach verschiedenen Restaurants befragen. In der Regel reagiere ich dann ganz ehrlich »Essen ist mir nicht so wichtig«, sage ich und erkläre, dass ich gerne gut esse, aber auch noch viele andere Interessen haben. Ich stecke mein Geld lieber in Parfums und kaufe sehr gern Musik. Und wenn ich ganz fröhlich drauf bin, dann erzähle ich die Geschichte vom Scheich, den ich in meinen Jahren in einem Partnerschaftsinstitut betreute. Der Scheich kam nach Frankfurt zur »Brautschau«. Er wohnte im teuersten Hotel, aber als wir essen gingen, wollte er in eine Imbissbude. Nur keine Haute Cuisin, sondern Hähnchenschlegel aus der Hand. Man kann eben von allem zu viel bekommen, auch von Scampi auf Limettennudeln.

Konversation mit vielen Sternen

Ich stehe auf Gourmet-Unterhaltung. Das heißt, die Menschen, mit denen ich am Tisch sitze, haben etwas zu erzählen, und ich trage zu der Unterhaltung bei. Nicht steif, nicht streng, sondern viele schöne Geschichten aus vielen schönen Leben. Gedankenaustausch, Ideenbörse und zum Nachtisch eine Menge sprudelnder Phantasie.

In früheren Zeiten war die »gepflegte Unterhaltung« eine wichtige und hochgeschätzte Kunst. Man schwätzte am Tisch nicht einfach so daher, sondern überlegte sich, was man zu sagen hatte und was man andere fragen wollte. Unterhaltung bedeutet auch, Interesse am anderen zu bekunden, und dafür muss man zuvor ein wenig nachdenken, was denn so alles interessiert. Es waren die Damen und Herren der Gesellschaft angesehen, die sich für Kunst, Politik und Kultur interessierten und dazu eine Meinung hatten. Die weltoffen waren, weit gereist, und die ihre Erlebnisse und Erfahrungen gerne mit anderen teilten. Man hörte ihnen zu, besonders dann, wenn sie gut erzählen konnten.

Als Gastgeber bereitete man nicht nur die Speisen und Getränke vor, suchte nicht nur liebevoll nach guten Weinen und Likören, sondern plante auch die Konversation. Es wurde eine Sitzordnung erstellt und darüber nachgedacht, welche Menschen etwas miteinander teilen könnten. Menschen wurden bei Tisch miteinander in Kontakt gebracht, es wurden Verbindungen geschaffen und Pläne geschmiedet. Intellektuelle, Künstler und Bürger saßen zusammen und tauschten ihre Ideen, Lebensansichten und politischen Meinungen aus. Es gab kein Fernsehen und wenn Musik spielte, dann war sie live.

Ungepflegte Unterhaltung macht dick

Falls Sie in den nächsten Tag an einer Tischrunde, einem Stammtisch, einem Netzwerktreffen teilnehmen, dann verfolgen Sie einmal mit ganz wachem Ohr die Unterhaltung. Erst einmal gehe ich davon aus, dass Sie sich zum Essen treffen werden. Das Treffen »auf ein Glas Wein« hat fast komplett ausgedient. Über welche Themen wird gesprochen? Vielleicht über

- den Beruf
- das Auto
- den Hausbau
- die vertrottelten Handwerker
- die Kinder
- Lehrer
- die Steuer
- den nächsten Urlaub
- …

Ich selbst habe in unzähligen Runden gesessen, bei denen es um nichts anderes ging. Wir lachten, wir prosteten uns zu, vielleicht sprachen wir auch über das eine oder andere Thema mit Tiefgang, aber summa summarum war der Abend dann gut, wenn er witzig war und wir oft und laut zusammen loslachten.

Das hat mit gepflegter Unterhaltung nichts zu tun. Im Gegenteil, die meisten Abende sind geprägt von ungepflegter Unterhaltung. »Ach was«, mögen Sie nun sagen, »wenn ich den ganzen Tag ernsthaft gearbeitet habe, dann wird es wohl mal erlaubt sein, abends mit Freunden zu lachen!« Recht haben Sie. Doch in diesem Buch steht an anderer Stelle, dass wir oft zu viel essen, wenn unsere Seele hungert. Wir möchten etwas ***mitnehmen***, etwas finden, ***das uns nährt***. Und weil wir in der Begegnung mit den anderen Menschen da nichts finden, essen wir ein Steak oder ein paar Prinzesskartöffelchen zu viel.

Hier ein Beispiel für eine Unterhaltung am Tisch:

»Und wisst ihr schon, wohin ihr wollt?« (Urlaub ist gemeint)
»Vielleicht Italien.«
»Und wo?«
»Norditalien.«
»Ach so. Fahren wir nur immer durch.«
»Rom ist sehr schön.«
»Ja, Rom ist toll!«
»Kann man tolle Schuhe kaufen!«
»Oh ja!!!« (Lachen)
»Und essen.«
»Mit Übergepäck also heim.« (Lachen)
»Und wohin fahrt ihr?« (Urlaub ist gemeint)
»Mal sehen – Last-Minute.«
»Ja, da ist ja ne Menge drin. Ich kenn jemand, der war für dreihundert Euro drei Wochen in Tunesien.«
»Mach Sachen!«

Ja, mach Sachen! Das ist keine Unterhaltung. Das ist eine Null-Nummer. Das ist gar nichts. Das ist das Verströmen von heißer Luft. Keine wirkliche Information, keine Beschreibung, keine Geschichten. Noch nicht einmal die Sätze sind ausformuliert. Gespräche dieser Art sind wie Fastfood, denn man wird von ihnen dick, weil man nur Pappe in den Ohren hat. Belanglose Gespräche tragen auf Dauer auf und haben keinen Nährwert für die Seele. Deswegen isst und trinkt man dabei so viel. Und deswegen wird an diesen Tischen so viel rumgealbert. Am nächsten Tag kann man dann verkatert sagen: »Ach Gott, es war total lustig. Wir haben nur gelacht.« Aber über was, vermag man nicht mehr zu erzählen.

Weil wir an solchen Tischrunden, besonders wenn sie in Restaurants stattfinden, nicht doof dabeisitzen wollen, bestellen wir uns einen Vorspeisenteller. Da es der Gruppe an Gesprächsthemen mangelt, wird gegessen, denn das bietet die Möglichkeit zum Gespräch. Welcher Fernsehkoch ist derzeit am schönsten? Welcher matscht zu sehr herum? Wer benutzt zu viel Fett und wer probiert am Ende mit den Fingern? Essen ist das Vehikel für viele Unterhaltungen, die so unnötig sind wie ein Kropf.

Was für Gruppen gilt, gilt übrigens erst recht für Paare. »Miteinander schön essen gehen« ist ein Synonym geworden für »Unsere Beziehung ist okay«. Dabei wusste schon Erich Kästner, dass es nichts Trostloseres gibt als Paare, die an einem Tisch sitzen und schweigend in den Kaffeetassen rühren. Und Sie wussten es doch auch einmal, damals, als Sie sechzehn oder zwanzig Jahre alt waren, sich in den Cafés umschauten und sagten: »So wie die wollen wir nie werden. Versprochen?«

Wider den Gruppendruck

Achtsam zu leben bedeutet, nicht mehr an Runden teilzunehmen, in denen nichts gesprochen wird. Sagen Sie alle Treffen ab, bei denen das Essen im Vordergrund steht und nicht der Austausch. Beachten Sie die Qualität der Unterhaltung: Wie wird gesprochen? Gehen die Menschen aufeinander ein? Werden Fragen gestellt oder wird nur gelabert? Lassen sich die Teilnehmer der Runde mit nichtssagenden Sätzen abspeisen oder entsteht eine Unterhaltung, eine konstruktive Diskussion? Das müssen keine großen Themen sein. Auch in der oben protokollierten Unterhaltung wäre ein wirklicher Austausch möglich gewesen. Italien hat doch mehr zu bieten als Schuhe und Restaurants!

Finden Sie heraus, mit welchem Menschen am Tisch Sie sich einen intensiveren Austausch wünschen, und steuern Sie freundlich darauf zu.

Es gibt viele Möglichkeiten, eine gute Unterhaltung zu steuern und zu inspirieren. Falls Sie Kinder haben, lehren Sie diese eine gute Unterhaltung, indem Sie die Gespräche bei Tisch beachten. Üben Sie sich in gepflegter Unterhaltung, probieren Sie sich aus.

Wir kommen an Essenseinladungen nicht vorbei. Wenn aber Essen in Ihrem Leben lange eine große Rolle spielte, ist es nun an der Zeit, die Aufmerksamkeit neu auszurichten. Überlegen Sie vor jeder Einladung, was Sie reizt, dorthin zu gehen. Freuen Sie sich auf einen Menschen und ein Gespräch. Überlegen Sie zuvor, über was Sie sich unterhalten möchten.

Häufig esse ich zu Hause schon etwas, bevor ich zu einem Fest gehe. So kann ich der Völlerei entkommen. Für ausgehungerte Mägen sind nämlich besonders Büfetts ein Desaster. Man isst und isst und isst und irgendwann fühlt man sich völlig überfressen.

Es dauert etwa 20 Minuten, bis die Nachricht »Satt!« vom Magen in unser Gehirn gelangt. Wenn wir schnell essen, essen wir daher meist zu viel. Wir essen nämlich noch weiter, wenn unser Körper bereits genug hat, nur weil die Meldung noch nicht angekommen ist.

Mein kulinarischer Genuss ist der Kontakt. Dafür habe ich mich entschieden. Ich möchte interessante Menschen treffen und kennen lernen. Das Essen ist dabei Nebensache. Ich habe begonnen, mich gegen den Ess-Terror zu stellen, und suche andere Möglichkeiten, meine Freizeit mit anderen zu teilen. Gemeinsam essen kann ein schöner Nebeneffekt sein, aber nicht der Grund oder Anlass für den Kontakt. Wenn ich mich mit Menschen treffe, dann möchte ich andere unterhalten und unterhalten werden. Ich nähre und bekomme Nahrung. Wie oft schon habe ich über einem intensiven Gespräch das Essen ganz vergessen. Oder essen Sie zum Beispiel, wenn Sie flirten? Liebe »schnürt den

Magen zu«. Wieso? Weil die Liebe und der andere Mensch als Nahrung reichen. Wir bekommen so viel Energie, wir können sie kaum verarbeiten und denken Tag und Nacht an nichts anderes. Seufz.

Versuchen Sie Ihren Standpunkt zu finden. Was erwarten Sie von Abenden dieser Art und wer kann Ihnen den größtmöglichen Genuss bieten? Wenn es weiterhin das Essen ist, dann steigern Sie Ihren Anspruch in der Qualität. Gebackene Tintenfischringe mit Knoblauchsoße erledigen sich dann von ganz allein. Und sollte ausgerechnet diese Speise für Sie mit ungeahnten Gefühlen und Erinnerungen verbunden sein, dann geben Sie Ihrem Körper einfach nur die Information. Sie haben es in der Hand, was und wie viel Sie wann essen.

Der Appetit kommt beim Zuschauen!

Ja, so haben wir es schließlich gelernt. Jahrzehntelang hat Sie dieser Spruch begleitet, folglich muss es Sie nicht wundern, wenn er dann auch tatsächlich da ist: der Speichelfluss. Wir haben uns darauf konditioniert, dass wir automatisch Hunger bekommen, sehen wir anderen Menschen beim Essen zu. Wenn unsere Gesellschaft anders wäre und uns beigebracht hätte: »Wenn ich satt bin, bin ich satt, egal, ob andere Menschen essen« – keine Ahnung, ob wir dann auch so viele dicke Kinder hätten.

Nun sind wir aber mit diesem bescheuerten Satz von oben aufgewachsen und müssen sehen, wie wir damit klarkommen und ihn entmachten. Andere Sätze und Verhaltensoptionen müssen her, die genauso stark sind und die Sie davor schützen, einfach mitzuessen.

In einem Restaurant könnten Sie zum Beispiel etwas wählen, das klein ist, aber luxuriös. Oder Sie ordern ein Hauptgericht mit jemandem zusammen. Oft ist es inzwischen möglich, »halbe Teller« zu bestellen. Oder man nimmt die nicht gegessene Hälfte mit.

Sie sind dem Essen nicht ausgeliefert! Es ist für Sie da! Machen Sie sich das immer wieder klar. Treffen Sie sich immer öfter mit Menschen ohne den Plan, etwas zu essen.

Verabreden Sie sich zu Spaziergängen oder Bootsfahrten.
Gehen Sie gemeinsam ins Kino und genießen Sie nur den Film.
Gründen Sie einen Lesekreis.
Finden Sie ein Teehaus oder treffen Sie sich wirklich nur »auf einen Kaffee«.
Besuchen Sie gemeinsam Ausstellungen.
Besuchen Sie einen interessanten Vortrag.

Wenn Essen in Ihrem Leben nicht mehr erste Priorität haben soll, dann überdenken Sie bei jeder Verabredung, ob Sie mit diesem Menschen oder dieser Gruppe wirklich essen gehen wollen oder ob es Ihnen um andere Nahrung geht. – Ein hübscher Trick ist übrigens auch, zu spät zu kommen, dann, wenn die anderen schon gegessen haben. Mache ich auch sehr gerne. Ich sage dann, ich hätte zuvor noch einen privaten oder beruflichen Termin, bei dem bereits gegessen wurde, und nehme nichts oder nur eine Kleinigkeit.

Wann immer Sie Lust haben mit anderen Menschen zu essen, tun Sie das. Aber essen Sie nur mit hungrigem Bauch. Und beobachten Sie kritisch, ob Ihnen die Runde auch geistig Nahrung bietet und eine wirklich interessante Unterhaltung. Freuen Sie sich auf diesen neuen Fokus in Ihrem Leben. Nie wieder wird Ihnen ein Herkules-Spieß mit Pommes frites die Nachtruhe rauben, es sei denn, Sie wollen, dass er Sie ins Bett begleitet.

11 Das nagende Gefühl im Bauch

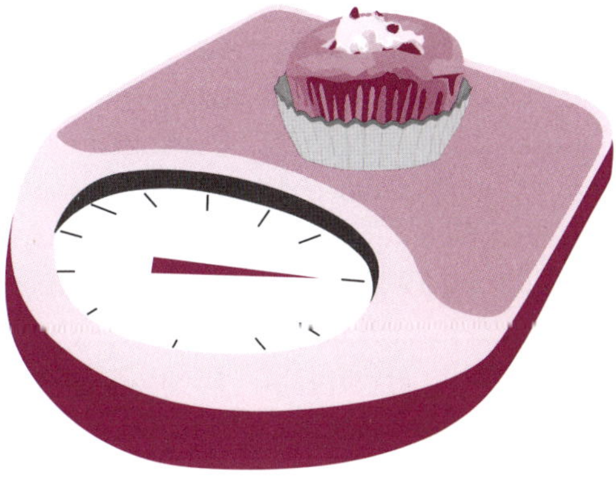

Wenn wir essen, weil es uns an Nahrung fehlt

Klingt das für Sie wie ein Widerspruch? Hungrig sein, zu essen, weil es an Nahrung fehlt?

Dazu will ich Ihnen eine Geschichte erzählen. Vor einigen Jahren machte ich eine Ausbildung, auf die ich mich sehr freute. Der Ort stimmte, einige Teilnehmer kannte ich bereits, und die Methode, die ich erlernen wollte, klang spannend und sehr interessant. Vielleicht wären mir bei genauerer Sichtung der Kursunterlagen ein paar Fragen gekommen, die, wenn ich sie gestellt hätte, mich dazu gebracht hätten, meine Anmeldung zu überdenken, aber so war ich nur freudig und auch ein bisschen aufgeregt. Ich fuhr also nach Mallorca in ein wunderbares Haus. Palmen, Meer und Sonnenstrahlen. Der Begrüßungsabend war ganz wunderbar. Doch am nächsten Morgen begann die Veranstaltung mit einem unangenehmen Paukenschlag. Die Trainerin war herrisch, unfreundlich und legte einen Stundenplan vor, der kaum Pausen und viel zu viel Information vorsah.

»Und wann können wir mal in die Natur?«, erkundigten wir uns freundlich. Von Wanderungen und Baden im Meer mal ganz zu schweigen. Doch das war nicht vorgesehen. Der Unterricht begann nach einem knappen Frühstück von 15 Minuten und endete abends um 19 Uhr. Zwei Stunden Mittagspause lagen dazwischen. Es handelte sich um Frontalunterricht, Fragen oder Anregungen waren nicht erwünscht. »Legt doch einfach gleich ein Videoband ein«, brummte ich bereits am ersten Abend. Natürlich meckerte ich auch laut, doch ich hätte auch gegen Wände sprechen können. Die Trainerin blieb stur bei dem Programm und ihr Ablauf stand unverrückbar fest.

Sollte ich alles hinschmeißen und mir einfach ein paar relaxte Tage machen? Gut möglich, dass Sie nun nicken. Die Sache mit Seminaren ist aber die, dass eine Art von Gruppendynamik entsteht. Diese wollte ich nicht zerstören. Es ist nicht schön, ein Seminar für sich zu beenden und abends mit den anderen Teilnehmern weiter am Tisch zu sitzen. Ganz abreisen wollte ich auch nicht, denn ich hatte ja nicht wenig dafür bezahlt. Zudem handelte es sich um eine Methode, die ich beruflich nutzen wollte. Enttäuschend war, dass auch die Inhalte nicht so richtig packend waren. Ich versuchte das Beste für mich zu finden, doch leider gab es da nicht viel. Bereits am dritten Tag aß ich immer mehr. Nicht nur ich, auch die anderen kauten ständig. Bonbons und Kekse wanderten durch die Reihen und mittags und abends kratzten alle ihre Teller leer. Wir hatten uns nicht viel bewegt, aber wir waren hungrig. Wie Heuschrecken fielen wir über die Schüsseln her.

Wir hatten solchen Hunger! –
Aber machte das Essen uns auch satt?

Hunger nach Bildung ist auch Hunger!

Was war auf Mallorca passiert: Ich hatte mich auf Bildung eingestellt, auf Wissen, Training, Erprobung und Austausch. Was ich erhielt, war ein schlechter Workshop. Mein Bildungsmagen hatte quasi ein Würstchen gerochen und mit Speichelfluss und aufgeregtem Knurren reagiert. Er bekam aber nur eine Serviette, die nach Würstchen roch, und so wurde ich nicht satt, sondern bekam schlechte Laune. Ich hatte mich auf Nachdenken, Lernen und Spaziergänge in der Sonne gefreut und wurde in keinem Punkt befriedigt. Folglich aß ich zu Mittag einfach mehr. Die Kaffeepause konnte ich schon nach dem Mittagessen kaum erwarten.

Auch die Anregung, die ich mir für meine berufliche Zukunft erträumt hatte, erwies sich als Flop. Als Entschädigung bekam mein Geist einen dritten Teller Fisch.

Was ich wollte, war, endlich ***satt*** zu werden – und so aß ich kreuz und quer. Mein Bauch blähte sich auf und ich wurde dadurch noch übellauniger, obwohl ich bereits gefrustet war.

Bildungsangebote auf ihren Nährwert testen

Wie geht man mit einer Weiterbildung um, die nicht bildet? Ein Austausch mit Menschen, der hohl bleibt? Oder eine berufliche Fortbildung, die ein totaler Reinfall ist? Wie können wir uns in solchen Situationen nähren, ohne ständig etwas zu essen?

Ich für mich habe gelernt, dass ich immer ein wirklich gutes

ÜBUNG: Finden Sie heraus, was Sie lernen wollen

Beobachten Sie sich in Ihrer Freizeit. Was machen Sie gerne? An welchen Zeitungsartikeln bleiben Ihre Augen hängen? Nehmen Sie sich ein Blatt oder ein Notizbuch zur Hand und schreiben Sie Ihre Ideen auf. Schreiben Sie auf, was Ihnen auffällt, was Sie interessiert. Dann gehen Sie diesen Ideen nach, im Internet, in der Volkshochschule oder indem Sie Freunde fragen. Es ist etwas Wunderbares, zu lernen.

Vielleicht gibt es einen Kindheitstraum, den Sie sich jetzt erfüllen möchten? Auf einer Bühne stehen, singen, malen, modellieren? Vielleicht wollten Sie schon in jungen Jahren so gerne einmal allein nach Lissabon? Oder Sie haben einen Beruf erlernt, den Sie gar nicht erlernen wollten, und nun gibt es da noch immer einen ungeträumten Traum?

Es ist nicht nötig, gleich beruflich umzusatteln. Machen Sie ein Praktikum oder beginnen Sie ein Ehrenamt. Keine Schokolade dieser Welt, egal wie cremig oder wie süß, kann Ihnen Bildungshunger stillen. Sorgen Sie für sich und gute Nahrung. Nicht nur Sie, unsere ganze Gesellschaft profitiert davon.

Buch im Reisegepäck brauche. Wenn ich mich auch noch beim Lesen quäle, ist die Situation für mich total verfahren. Gute Gespräche am Rande können auch eine Menge retten. Und ich muss versuchen, der Weiterbildung wenigstens einen einzigen Sinn abzugewinnen. Manchmal ist das nicht leicht, besonders dann, wenn die Situation total verfahren scheint. Man darf dann den Hunger im Kopf nicht mit Hunger im Magen verwechseln, sondern muss überlegen, wie die Situation zu retten ist oder was man aus dem Fehlgriff lernt. Was an Bildung trotzdem noch möglich ist und wie man sich in Zukunft besser und sicherer nähren wird.

Der Bildungsmarkt ist groß und immer mehr Anbieter versuchen Sie als Kundin und Kunden zu gewinnen. Man wirbt um Sie. Aber wie bei verschiedenen Fertigprodukten steht auch hier oft »nahrhaft« auf der Verpackung, obwohl das, was wir serviert bekommen, dann gar nicht nahrhaft ist. Wählen Sie zu schnell und oberflächlich, dann kann es Ihnen wie mir ergehen. Dann sitzen Sie auf einer wunderschönen Insel, von der Sie nichts sehen, die Inhalte sind mangelhaft und Nahrung wandelt sich zur Gefahr. Informieren Sie sich genau über die Inhalte, erkundigen Sie sich bei früheren Teilnehmern und wählen Sie nur absolute Qualität. Es ist wunderschön zu lernen, doch die Inhalte müssen gut sein.

Was, wenn Ihnen Ihr Bildungshunger bislang noch nicht bewusst war?

Dann ist das jetzt ein wunderbarer Moment, sich auf den Weg zu machen. Sie dürfen etwas lernen, sich etwas aussuchen, sich vielleicht sogar eine neue Ausbildung gönnen. Das war übrigens meine Lehre aus dem missglückten Mallorca-Aufenthalt. Ich beschenkte mich mit einer wirklich guten Weiterbildung und war bereit, dafür noch mehr zu bezahlen. Die Auswahl war für mich ein Teil von diesem Genuss. Ähnlich als läge eine Speisekarte vor mir auf dem Tisch.

Hunger auf Leben

Manchmal genügt es nicht mehr, interessante Gespräche am Abendbrottisch zu führen oder einen Bildungsurlaub zu buchen. Manchmal ist der Hunger viel größer, weil uns etwas abhanden gekommen ist, wir etwas verloren oder noch immer nicht gefunden haben. Wir hungern dann nach dem Auftrag, den das Leben an uns stellt, nach dem Sinn, unserem Wert, einem Satz darüber, warum wir hier sind, genau an diesem Platz mit diesen Menschen. Wir möchten dann nicht mehr nur atmen, sondern lebendig sein. Vital und kraftvoll. Das Leben in uns pulsieren spüren und es auch versprühen und damit andere Menschen anstecken.

Menschen, die diesen Hunger in sich spüren, haben manchmal große Bedenken und Furcht, diesem nagenden Gefühl der Seele nachzugehen. Was, wenn die Antworten alles auf den Kopf stellen? Wenn Kartenhäuser einbrechen? Wenn wir unser Bündel packen und uns auf den Weg machen, alles Vertraute zu verlassen?

Was den Lebenssinn angeht, so erinnert mich das an die Vorstellungen, die viele Menschen von der »großen Liebe« haben. Sie stellen sich ein dramatisches Ereignis vor, das alles Dagewesene über den Haufen wirft. Doch die große Liebe, das wissen Sie wie ich, besteht aus vielen kleinen Aspekten und ist mit viel Arbeit verbunden. Es ist ein Flash, eine Erregung, der viele Bemühungen folgen, damit die Flamme bleibt. Wenn wir aber davon ausgehen, dass das Finden unseres Lebenszweckes höchst dramatisch ist, dann ist auch klar, dass wir sitzen bleiben und lieber ein wenig weiter jammern oder trauern, dass wir ihn noch immer nicht gefunden haben.

Wenn etwas so allmächtig ist, dann würde ich diese Sache auch lieber anhimmeln, als sie in mein Leben zu holen. Alles, was zu groß ist, lassen wir Menschen nämlich viel lieber im Bereich der Träume. Weil aber dennoch weiterhin etwas fehlt, müssen wir etwas unternehmen. Inzwischen wissen Sie, zu was die meisten Menschen greifen …

Zurück zum Ursprung

Den Sinn in seinem eigenen Leben zu suchen, oder sich mit dem Herzen danach zu sehen, ist keine kleine Angelegenheit. Es ist nicht vergleichbar mit einer Laune. Es ist eher eine tiefe Glocke, die über ein Tal schallt und nach uns ruft. Die Glocke ruft uns dazu auf, nach dem zu schauen, was Wert in unserem Leben hat, und Stück für Stück zu leben. Wir brauchen einen Sinn im Leben, damit wir uns ganz fühlen, genährt und nicht mehr so viel essen, trinken, rauchen müssen.

Vielleicht möchten Sie sich an die Suche erst gewöhnen und lieber langsam und mit Bedacht etwas im Ihrem Leben verändern. Wie wäre es mit kleinen Etappen?

Was uns glücklich macht und gerne auch als »Thema des Lebens« bezeichnet wird, ist uns oft aus Kindertagen bekannt. Sie haben als Kind manche Sachen richtig gerne gemacht und andere weniger. Bei bestimmten Dingen waren Sie sogar richtig selbstvergessen. Wann war das?

- Beim Basteln
- Wenn Sie etwas bauten
- In Ihrem Baumhaus
- Wenn Sie ein Beet anlegten
- Beim Spielen mit der Puppe
- Wenn Sie Kleider nähten
- Beim Kneten
- Beim Singen
- Beim Musikmachen
- Wenn Sie einer Geschichte lauschten
- …

Bei mir war es so, dass ich völlig selbstvergessen war, wenn ich Kinderschallplatten hörte und dabei malte. Kann ich nicht machen? Kann ich wohl! Wenn ich mich heute entspannen möchte, dann lege ich ein gutes Hörbuch ein und male dabei mit Aquarellfarben vor mich hin. Ich trete dabei völlig weg, entspanne und bin danach sehr, sehr glücklich (vorausgesetzt, das Hörbuch war gut). Geschichten zuzuhören ist das Thema meines Lebens. Schließlich bin ich Beraterin geworden. Die Farben habe ich gegen Buchstaben ausgetauscht. Ich schreibe in vielen Beispielen und Bildern. Das haben Sie sicherlich bemerkt.

Geschichten zu hören und aufzuschreiben nährt mich zutiefst. Es ist ein wunderbarer Beruf, den ich da habe, aber ich hatte ihn nicht gleich. Es war ein Weg, wenngleich die anderen Berufe zu diesem Punkt hinführten. Denn auch in einer Heiratsvermittlung hören Sie ja Geschichten. Und was für welche …

Während ich hier sitze und schreibe, habe ich keinen Hunger. Auch keinen Durst. Ich muss mich daran erinnern, etwas zu trinken, denn ich benötige die Flüssigkeit für meine Konzentration. Essen ist mir nicht so wichtig, denn ich gehe gerade in meiner Arbeit auf. Bernhard Langwald, dessen Adresse Sie im Anhang finden, nennt dies das Herausspüren des eigenen Glücks. Es geht in seinen Seminaren darum, die Lebendigkeit wiederzufinden. Das ist es, was die Menschen finden möchten, wenn sie ihr Leben verändern wollen. Lebendige, glückliche Menschen sind in der Regel auch mit ihrer Figur zufrieden. Sie benötigen keine Nahrung, um sich abzulenken oder glücklich zu stimmen.

Hier werden Sie vielleicht einwenden, dass wir als arbeitende Menschen nicht nur dem folgen können, was uns Lust und Laune macht. Wie wäre es aber, wenn wir möglichst viele von diesen Tätigkeiten in unserem Leben integrieren würden, um zufriedener und glücklicher zu werden? Das kann zum Beispiel ein Engagement im sozialen Bereich oder im Vereinsleben, ein Hobby, eine Weiterbildung sein.

Ein erfülltes Leben zu führen bedeutet, mit all seinen Sinnen am Leben teilzunehmen.

Die Erfüllung im Leben gefunden zu haben heißt, mit allen Sinnen am Leben teilzunehmen. Es sich zu packen, zu gestalten und durch sich hindurch wirken zu lassen. Nichts anderes ist es, wenn ein Mensch sich wünscht, »Spuren zu hinterlassen«. Nichts anderes ist gelebte Spiritualität. Nichts anderes ist Zufriedenheit und Erfolg.

Es geht um die Freude am Tun und am Leben, um die Treue zu sich selbst. Sie wiederzufinden, zu entdecken, auszuformen und ein Lebensziel umzusetzen. Menschen, die Charisma besitzen, haben dieses Ziel meist gefunden. Sie strömen über, zeigen sich, wirken, sind verantwortungsvoll, respektvoll und – glücklich. Betrachten Sie sich diese Menschen, wählen Sie sich diese als Beispiel und überprüfen Sie einmal, ob Gourmetrestaurants das Thema Ihrer Vorbilder sind. Ich meine fast nicht. Wer sein Lebensthema, sein Glück gefunden hat, ist mit etwas anderem beschäftigt als mit der Auswahl von Restaurants. Im Gegenteil, eher trifft er sich in einer Würstchenbude, Hauptsache der Mensch, mit dem er sich trifft, hat etwas zu erzählen und bringt ihn in einer Sache (inneren Haltung) weiter.

ÜBUNG: Der »Kindertag«

Machen Sie sich einen »Kindertag«. Das könnte ein Tag sein, an dem Sie all dem nachgehen, was Sie auch als Kind glücklich gemacht hat. Waren es Tiere? Dann gehen Sie in den Zoo. Haben Sie gerne gelesen? Wie wäre es mit einem ausgiebigen Bummel in einer Buchhandlung oder Bücherei? Haben Sie gerne mit Ihren Freundinnen etwas unternommen? Dann könnten Sie doch diese Tradition wieder aufleben lassen.

Je erfüllter Sie sich fühlen, desto weniger brauchen Sie sich mit Nahrungsmitteln zu füllen. Mag sein, vielleicht geht ein Einkauf im Supermarkt schneller – aber er macht Sie nicht satt.

Hunger auf Leben ist kein Kirmesbesuch. Die kleine Ablenkung, die geschossene Rose genügen nicht. Nach dem Leben Hunger zu verspüren bedeutet die Sehnsucht, ***sich zu spüren***. Dieser Hunger wird am ehesten gestillt, wenn Sie das finden, was Ihrem Wesen ganz entspricht. Und dafür kann ein Blick in die Kindheit Fenster öffnen.

Naschen, weil wir uns nach Liebe sehnen

»Ich will keine Schokolade, ich will lieber einen Mann …« Kennen Sie diesen alten Schlager noch? Trude Herr hat damit 1959 einen großen Hit gelandet.

Wenn man nur immer die Wahl hätte, ob man lieber Schokolade naschen oder an einem Ohrläppchen knabbern will. Aber wenn Sie sich allein fühlen, egal ob mit Partner oder ohne, dann ist der Süßigkeitenschrank manchmal näher als der Besuch in einer Bar. »Mich will ja doch niemand«, heulte eine alte Freundin auf meiner Couch. Wir tranken ein Glas Sekt miteinander. Zum Trotz und auf das Leben. »Rieke, anschauen, wenn du mit mir anstößt«, mahnte ich sie spaßhaft. »Sonst gibt es sieben Jahre schlechten Sex!« »Ach, ich wäre ja schon mit schlechtem zufrieden«, jammerte sie zurück. Ups! Da war ich wohl in einen Fettnapf getreten.

Können Sie sich Rieke auf meinem Sofa vorstellen? Wie sie da sitzt, ein wenig heult und sich ein wenig selbst bemitleidet? Nicht die beste Voraussetzungen, um einen Menschen auf sich aufmerksam zu machen. Der Mensch des Lebens ist weit, der Kühlschrank so nah. Wenn schon nicht Liebe, dann wenigstens ein Käsebrot. Und weil alles so ein Elend ist, noch ein paar Scheiben Salami aus der Hand dazu.

Durch Essen verändert sich nichts. Im Gegenteil. Die meisten Menschen fühlen sich mit Übergewicht schlecht und nicht gerade das, was man attraktiv nennen können. Ihre Ausstrahlung ist weder leuchtend noch kraftvoll.

Ist Liebe nur ein Partner?

Es gibt sehr viele Möglichkeiten, Liebe zu erfahren und in sein Leben zu lassen. Es kann der Mensch fürs Leben sein oder viele Menschen fürs Leben. Sie können sich in eine Aufgabe verlieben, in das Kind Ihrer Nachbarin, in Menschen, die Sie in einem Verein kennen gelernt haben. Selbst in Ihre Arbeitskollegen können Sie sich verlieben, wenn Sie versuchen etwas zu finden, das Sie mit diesen Menschen verbindet. Die Liebe kommt vermehrt zurück, wenn wir sie ausströmen. Es ist Ihrem Herzen egal, wen Sie lieben. Es möchte Freude spüren und Liebe ausströmen. Das ist der Sinn des Herzens: Liebe zu verströmen. Das ist das, was uns am meisten glücklich macht. Die Liebe zu einem anderen Menschen, einer Sache, einem Tier, der Natur, den Balkonpflanzen, zum Detail, zur Kunst … es gibt unendlich viel, das Sie lieben und küssen können.

Daher hat dieses Kapitel viel mit dem vorherigen zu tun. Liebe ist lebendig. Lebendigkeit zieht andere Menschen an.

Stellen Sie sich folgende Szene vor:

»Was machen Sie da?«
»Ich male.«
»Wie schön, das wollte ich auch immer.«
»Warum tun Sie das dann nicht?«
»Ach, ich bin nicht begabt.«
»Bin ich auch nicht.«
»Na ja, wenn ich mir Ihr Bild betrachte …«
»Alles Übung.«
»Alleine Üben macht keinen Spaß.«
»Dann üben Sie doch mit jemandem zusammen!« (zwinker, zwinker, zwinker)

Und nun stellen Sie sich diesen Dialog vor:

»Was machen Sie denn da?«

»Ich esse gerade aus Frust ein Mettbrötchen.«

»Mmmh, Frust habe ich auch gelegentlich. Und stimmt, ich habe dann auch immer Lust, was zu essen.«

»Warum tun Sie's dann nicht?«

»Ach, weil mir der Hunger fehlt.«

»Hunger hab ich auch nicht.«

»Na ja, wenn ich Sie so reinhauen sehe.«

»Alles Übung.«

Wie sich dieser Kontakt weiter gestaltet, überlasse ich Ihrer Fantasie. In meiner spielt sich keine Sexszene ab, sondern ich sehe eher zwei trübe Dickerchen, die auf den Eismann warten.

Das Beispiel zeigt gut, dass wir andere Menschen anziehen, wenn wir etwas richtig gerne machen. Sie bleiben stehen und schauen uns erst zu und später an. Es gibt so viele Menschen, die aus traurigen Gefühlen heraus essen. Wie schön, wenn manchen noch etwas anderes einfällt.

!

Nehmen Sie sich Folgendes vor: Ab jetzt machen Sie es sich immer wieder bewusst, wenn Sie Liebe und Lebendigkeit im Leben erfahren. Strömen Sie diese Liebe bewusst aus. Spüren Sie gleichzeitig nach, ob Sie jetzt etwas – ohne Hunger – essen möchten.

Liebe ist die schönste Seelennahrung, die es gibt. Wir können auch ohne Partner lieben. Die Welt braucht uns und dieses Gefühl, damit sich harte Fronten aufweichen. Nahrung ist etwas, das uns sinnlich verbindet. Ein Käsebrötchen in der Hand macht noch keine Liebesgefühle im Bauch. Wann immer Sie aus Liebeshunger essen wollen, rufen Sie jemanden an und erzählen Sie dieser Person, was Sie an ihr mögen. Der Hunger wird kleiner. Garantiert.

Gemeinsam sind wir dick – Verbündete in Sachen süß

Dieser Gedanke kommt fast zum Schluss. Ich möchte über die Solidargemeinschaft von Frauen sprechen. Das ist etwas, das ich am meisten an unserem Geschlecht liebe. Wir stehen einander bei. Und es ist etwas, das ich am meisten an unserem Geschlecht hasse. Wir lassen einander nicht gerne frei und nur ungern wachsen. Ich sehe Sie nun schon ratlos mit den Achseln zucken. Am besten verdeutliche in an einem Beispiel, was ich meine.

BEISPIEL: Dynamik von Frauengruppen

Eine Gruppe von Frauen sitzt in einem tiefen Erdloch. Es ist dunkel, kalt, sie stützen einander und beratschlagen, wie sie aus diesem Loch wohl am besten herauskommen. Sie wollen raus. Das ist ganz klar. Viele Stunden vergehen mit dem Austausch. Sollen sie um Hilfe rufen? Eine Leiter bauen? Nacheinander versuchen aus der Tiefe hochzuklettern? Immer mal wieder versuchen einzelne, mutige Frauen Letzteres. Doch sie rutschen immer wieder ab und purzeln nach unten. Die Frauen, die unten sitzen, fangen sie auf und trösten sie.

»Du hattest es fast geschafft!«, sagt eine.

»Du warst mutig, dass du überhaupt losgeklettert bist!«, meint eine andere.

»Schau auf den Weg, den du zurückgelegt hast, und nicht auf den, den du nicht geschafft hast«, ermuntert wieder eine andere.

Und zuletzt sagt eine der Frauen. »Bestimmt klappt es beim nächsten Mal!«

Und tatsächlich, der nächste Anlauf gelingt. Die Frau krabbelt aus dem Loch und mit ihr noch eine der Frauen, die ihr Glück zum ersten Mal probierte.

Alle jubeln. Doch dann kippt mit einem Mal die Stimmung im Erdloch.

»Die sollen sich doch bloß nichts einbilden«, murrt eine der Frauen. »Wer hoch klettert, der kann auch wieder runterfallen.«

»Ich kenne auch einige«, zischt eine andere, »die hochnäsig waren und meinten, ***sie hätten es geschafft***. Von wegen. Die kommen alle wieder.«

»Überhaupt«, erinnert sich noch eine Frau. »Die beiden haben immer nur nach sich gesehen. Das Schicksal wird es ihnen schon noch heimzahlen.«

Und sie schimpfen noch eine Weile weiter. Die beiden Frauen, die rausgeklettert sind, kommen mit Seilen zurück. Doch sie werden nicht beachtet: »Wir brauchen euch nicht!«, rufen die Frauen böse von unten. »Wir sind stark genug und schaffen es alleine.«

Aber wirklich schaffen darf es eigentlich keine. Das wird von der Gruppe bestraft.

Sicher wissen Sie nun, was ich meine. Egal, ob es um Karriere oder ums Abnehmen geht. Frauen in Gruppen neigen dazu, sich gegenseitig auf dem Weg zu begleiten und zu unterstützen. Der große Sieg ist aber unerwünscht. Richtig beliebt ist man als Frau in Gruppen, wenn man es ***fast*** geschafft hat.

Nun liegt es mir fern, alle Frauengruppen über einen Kamm zu scheren. Doch falls Sie sich in einer Gruppe befinden und es ein gemeinsames Ziel gibt, möchte ich, dass Sie sich genau betrachten, wie in dieser Gruppe mit Erfolg umgegangen wird. Werden Frauen gefeiert und gelobt, oder stößt man einander gelegentlich ein Küchenmesser zwischen die Rippen? Wenn letzteres der Fall ist, sollten Sie überlegen, ob Sie solche Kontakte wirklich wollen. Entspricht das Ihrem Anspruch an Qualität in Ihrem Leben?

Lassen Sie sich begleiten

Wenn Sie sich auf einen neuen Weg machen, ist Begleitung etwas Wunderbares. Achten Sie jedoch darauf, dass Sie nicht Rapport abliefern müssen. Die anderen sollen es nicht besser wissen als Sie, sich womöglich als Wächter Ihrer Ziele aufspielen oder Ihnen moralinsauer kommen.

Schätzen Sie Fragen, die Sie weiterbringen, und beobachten Sie, wie Ihre Erfolge kommentiert werden. Am besten begleitet man sich gegenseitig. Das muss nicht unbedingt das gleiche Thema sein. Ich habe gerade ein Tandem mit einem Mann, der mich in meinem Schreiben begleitet, und ich begleite ihn in seinen neuen Berufszielen. So kommt es auch, dass ich es nicht besser weiß als er und er nicht besser als ich. Das ist sehr schön.

Fahrplan für eine gute Begleitung

Suchen Sie sich Ihren Begleiter gut aus. Er soll zu Ihnen passen und muss mit Ihren Zielen etwas anfangen können. Wenn Sie jemanden haben, der in Frage kommt, dann setzen Sie sich in Ruhe mit ihm zusammen und erklären Ihr Anliegen.

- Erklären Sie Ihrem möglichen Begleiter, dass Sie etwas verändern möchten
- Und auch was
- Erzählen Sie als Erstes von den Fortschritten, die Sie bereits gemacht haben
- Und woran Sie dies erkannten
- Erklären Sie nun, welche Schritte weiter möglich wären
- Und für welchen Sie sich entschieden haben
- Berichten Sie von Ihrem Ziel und dem Plan, wie Sie Ihr Ziel verwirklichen möchten
- Fragen Sie Ihren möglichen Begleiter nun, ob er so freundlich wäre, Sie darin zu unterstützen

Wenn er nicht möchte, aus welchen Gründen auch immer, akzeptieren Sie dies. Vielleicht hat er ein persönliches Problem mit Ihrem Ziel oder keine Zeit, vielleicht begleitet er schon andere Menschen oder hat mit sich selbst sehr viel zu tun. Fordern Sie keine langen Erklärungen, sondern nehmen Sie dies einfach hin. Begleitung muss immer etwas Freiwilliges sein. Es ist keine Pflichtveranstaltung, auch nicht für eine Freundin, einen Freund oder Partner.

Wenn Sie jemanden gefunden haben, der Sie begleiten möchte, sollten Sie einige Dinge im Vorfeld besprechen.

- Erklären Sie Ihrem Begleiter, wie er Sie begleiten sollte, was genau Sie sich vorstellen.
- Was kann er genau tun?
- Was kann er sagen oder fragen?
- Was ist insgesamt hilfreich?
- Was ist nicht hilfreich beziehungsweise notwendig?
- Vereinbaren Sie feste Gesprächstermine.
- Halten Sie diese ein.
- Klären Sie auch, wie lange die Begleitung gehen soll (1 Monat, 2 Monate, 3 Monate ...).
- Fragen Sie, ob es etwas gibt, in dem Sie Ihren Begleiter unterstützen und begleiten können. Wenn ja, klären Sie, wie (am besten mit diesem kleinen Fahrplan).

Ganz schön genau? Eben so genau, wie es am besten ist. Denn all das, was nicht ausgesprochen wird, fällt in den Bereich der Spekulation und Erwartung. Erwartungen haben aber die Tendenz, nicht erfüllt zu werden, schon gar nicht, wenn man sie für sich behält. Sprechen Sie also aus, was Sie erwarten, und geben Sie Ihrem Gegenüber die Möglichkeit zu sagen, ob er die Erwartung erfüllen will oder nicht. Vielleicht sieht er die Situation auch ganz anders oder hat seine eigene Erwartung, was Sie wiederum auf neue Ideen bringt. Das ist doch spannend.

Falls Sie einen neuen Ernährungsweg einschlagen wollen und mit alten Gewohnheiten brechen, bedeutet dies, ebenfalls, sehr genau und klar zu wissen, womit Sie beginnen möchten. Je genauer Sie sind, desto leichter werden Sie Erfolge feststellen oder kleine Hürden, die es noch zu bewältigen gilt. Formulieren Sie das, was Sie möchten und nicht das, was Sie nicht möchten.

Sagen Sie also nicht: »Ich will kein Weißbrot mehr essen!«, sondern: »Ich möchte mehr Vollkornprodukte zu mir nehmen. Das sind in dieser Woche Vollkornbrot und ein süßes Vollkornhefeteilchen.«

Sie können es natürlich auch wie Trude Herr machen: »Ich will keine Schokolade, ich will lieber einen Mann …« Aber dann könnten Sie auch eigentlich gleich nur nach einem Mann Ausschau halten und brauchen keinen Gedanken an Süßigkeiten zu verschwenden.

12 Freude an Bewegung

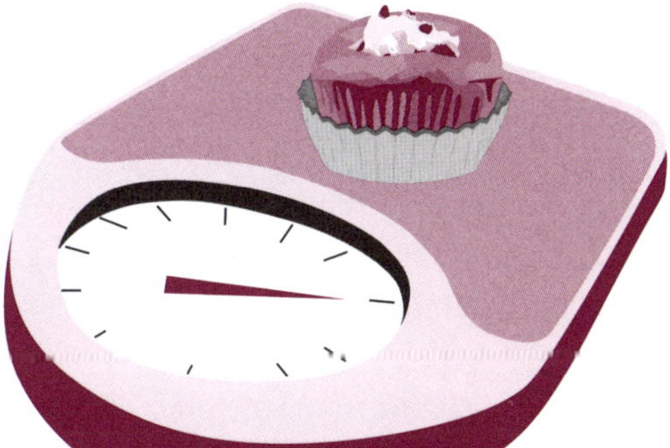

Sich zur Bewegung motivieren

Vielleicht haben Sie Glück und Sie bewegen sich gerne. Ich gehöre zu den Menschen, bei denen bei sportlicher Betätigung keine Glückshormone ausgeschüttet werden. Diese Hormone bewirken bei anderen Menschen, dass sie es gar nicht abwarten können, nach dem Job oder früh am Morgen über die Felder zu rennen, als warte der Gewinn des Lebens am Horizont. Ich bin glücklich, wenn ich auf der Couch liegen darf. Schöne Musik im Ohr und ein gutes Buch in den Händen. Doch auf der Couch liegen macht den Körper schlaff, und das Lesen stärkt nicht mal den Sehmuskel.

Obwohl mir Sport gänzlich gegen meine Natur geht, gehe ich seit Jahren brav ins Fitnesscenter. Der Selbstkasteiung nicht genug, versuche ich sogar zweimal in der Woche zu gehen. Damit ich überhaupt meinen Hintern hochkriege, muss ich mich motivieren. Das muss ich zum Malen, Lesen, Schreiben, Nachdenken nicht. Wenn es um Sport geht, muss ich all meine Überredungskünste aufbringen. An den meisten Tagen klappt das ganz gut, an manchen ist es wirklich schwierig.

Im Volksmund nennt man diese Situation auch »den inneren Schweinehund überwinden«. Bei mir handelt es sich eher um einen Gorilla, der sich wütend aufbaut, will ich die Wohnung mit der Sporttasche verlassen. »Du gehst auf gar keinen Fall!«, brüllt er mich an. »Stell die Sporttasche sofort wieder hin!« Und wenn ich mich dann innerlich sehr schwach fühle und diesem Gorilla komplett ausgeliefert, dann befolge ich brav, was er von mir fordert. Nun ja, er brüllt ja auch wirklich wütend, und so begebe ich mich besser wieder auf die Couch. Dort bin ich vor dem Gorilla und vor der dämlichen Rumhopserei sicher und gemütlicher ist es auch.

Aber es macht nicht mehr so viel Spaß!

Offen gestanden kann ich dann aber gar nicht mehr so gut entspannen. Mein schlechtes Gewissen trampelt auf meinen Nerven herum und ich versuche den Gorilla mit einer Banane zu beruhigen, die ich Zweifelsfall auch gerne selbst esse.

Es ist nicht leicht, sich am Abend zu Sport aufzuraffen, wenn man ihn nicht mag. Wenn einem Sportstudios unangenehm sind und wenn einen die Menschen in der Umkleide fast aggressiv machen. Aber meine innere Stimme machte mich eines Tages darauf aufmerksam, dass ich ja mit einem Körper geboren wurde und nicht mit etwas, das man auch für einen Kartoffelsack halten könnte. Es muss ja einen Grund haben, dass ich Füße und Beide habe, oder? Und Arme und Muskeln. Und weil man mich immer über den Intellekt bekommt, beeindruckten mich die Lehren sehr, die mir sagten, dass Bewegung nicht nur den Körper, sondern auch den Geist geschmeidig macht. Starrer Körper, starrer Geist.

Nun ist es sehr schwer, sich von einer Sache überzeugen zu lassen, wenn man Vorbehalte – so wie ich sie gegen den Sport pflegte – schon viele Jahre in sich trägt. Da geht es mir nicht anders als Ihnen. Ich habe genügend Ausreden und Argumente parat, warum es ***heute nichts bringt, Sport zu machen***. Und wenn alles nichts hilft, dann rufe ich den Gorilla, oder er kommt von alleine. Allerdings habe ich mich für mehr Qualität im Leben entschieden. Ich will mich gut fühlen. Mir das Beste gönnen. Dazu gehört, keinen Hängehintern zu haben und keine Chicken Wings. Und dagegen ist Sport – leider, leider, leider – ein probates Mittel.

Was tun?

Sie machen aus einem Dromedar über Nacht keinen Dressurgaul. Damit ich mein Vorhaben, regelmäßig Sport zu machen, umsetzen konnte, musste die Bewegung für mich eine neue Bedeutung bekommen. Ich musste mich umprogrammieren. Meinen Körper wahrzunehmen, heißt, ihn zu bewegen. Mich spüren und darüber freuen, dass meine Hand den Lichtschalter trifft, wenn sie nach ihm greift. Ist das nicht etwas Wunderbares? Es ist Bewegung! Bewegung findet nahezu ständig statt und mein Vorschlag wäre, diese Bewegung nun bewusst und freudig zu erleben und in Ihrem Leben zu integrieren. Gut möglich, dass Sie dann, so wie ich, mit der Zeit mehr davon wollen. Mehr Bewegung, mehr Körpergefühl, mehr geistige Geschmeidigkeit und mehr Körper- und damit Lebensbewusstsein.

Von Glückshormonen spüre ich beim Sport immer noch nichts, dennoch habe ich es geschafft meinen Körper in Bewegung zu setzen und daran sogar einen gewissen Gefallen zu finden. Damit das klappte, musste ich auch im Sport nach Qualität suchen. Nach ***meiner*** Qualität.

Wählen Sie Ihren Sport wie Ihren Friseur

Bestimmt sind Sie auch schon mit Freundinnen mitgegangen, weil diese einen Sport oder eine Bewegungsmöglichkeit entdeckten, von der sie ganz begeistert waren. »Komm mit!«, haben Ihre Freundinnen vielleicht gesagt, und dann noch gemeint: »Das ist bestimmt auch was für dich!« Wir, die wir mitgeschleppt werden, kommen damit in die Zwickmühle. Wenn es der Freundin gefällt, dann soll es uns auch gefallen, denn wir haben unsere Freundin gern. Außerdem wollen wir unsere Freundin nicht enttäuschen oder Diskussionen vermeiden. Lieber schieben wir Überstunden vor oder Fortbildungen oder Rückenbeschwerden oder wir sagen gleich, dass unser Hausarzt uns abgeraten hat. Wirklich schade!

Schon als junges Mädchen war ich mir dieser Tricks bewusst und habe unseren Familienarzt überredet, mir ein Attest auszustellen (Herzprobleme), damit ich vom Sportunterricht befreit war. Man muss sich das vorstellen. Da kommt ein zwölfjähriges, noch dazu übergewichtiges Mädchen und will ein Attest. Wie auch immer, ich bekam den Wisch, der mich befreite, und es machte mir nichts aus, zwei Schulstunden am Rand zu sitzen und blöde vor mich hin zu glotzen. Die anderen sprangen, turnten, hingen an Ringen und machten Ballspiele. Dass ich bei den Ballspielen nicht so gerne auf der Bank saß, hätte für mich damals ein Zeichen sein können, dass es offenbar nicht um die Bewegung ging, sondern um die Art der Bewegung.

Vielleicht lieben Sie ja heimlich die Bewegung und haben es nur noch nicht gemerkt.

Menschen sind verschieden. Das heißt, wenn Ihrer Freundin eine bestimmte Sportart grandiosen Spaß bereitet, muss das bei Ihnen nicht genauso sein. Selbst wenn alle Ihre Freundinnen zu diesem Training gehen. Dann ist es zwar schade, dass Sie nicht mit ihnen zusammen sind, aber Sie können sich ja danach verabreden.

Erinnern Sie sich an den Lieblingsspeisen-Test (siehe Seite 117)? Vorlieben können sich ändern. Und nicht nur das, auch Abneigungen können sich ändern – ohne dass wir es merken. Wir empfinden uns weiter als Bewegungsmuffel, nur weil es früher so war.

Beobachten Sie sich daher erneut, als wären Sie von einem anderen Stern. Wie ist es, durch die Natur zu laufen, zu radeln oder zu walken? Wie fühlt sich Yoga oder Pilates ***wirklich*** in Ihrem Körper an? Kann es sein, dass Sie Bewegung mögen, aber das noch gar nicht registriert haben?

ÜBUNG: Positiv einstimmen

Wenn Sie das nächste Mal spazieren gehen oder walken, dann stellen Sie sich vor, dass es Ihr schönstes Hobby ist. Sie wissen, dass Sie Ihrem Körper mit der Bewegung etwas Wunderbares schenken und Ihre Seele mit Naturgeräuschen und Farben füttern. Stimmen Sie sich schon ein paar Stunden vorher auf die Bewegung ein. Das können Gedanken sein wie: »Oh ja, nachher gehe ich raus. Toll!« Und stellen Sie sich vor, wie Sie sich leicht und fröhlich bewegen werden und wie Sie Ihre Lebensqualität mit dieser Bewegung steigern.

Ach, Walken ist nichts für Sie? Damit Bewegung Spaß macht, muss sie aber genau zu einem Menschen passen. Besonders dann, wenn er sich per se nicht sehr gerne bewegt oder davon ausgeht, er würde sich nicht gerne bewegen. Es ist Ihr gutes Recht, sich gegen meine kleine Walk-Phantasie zu wehren. Offenbar passt mein Vorschlag nicht zu Ihnen. Doch damit eine Sportart Spaß macht – und zwar länger als ein paar Wochen – muss sie unbedingt zu dem passen, der sie ausübt.

!

Sie gehen auch nicht zu jedem Zahnarzt oder jedem Friseur, der Ihnen empfohlen wird. Sondern Sie schauen ihn sich erst einmal an, probieren ihn aus und prüfen nach, ob dieser Experte auch zu Ihren Zähnen, Ihren Haaren, Ihren Erwartungen und Bedürfnissen passt.

Es gilt also, die Bewegungsart zu finden, die Ihnen ***wirklich*** Freude bereitet. Finden Sie die nicht, dann kostet es jedes Mal unendliche Mühe, sich aufzuraffen, und Sport wird zu einem einzigen Frust. Sie behaupten dann möglicherweise von sich: »Ich kann mich nicht motivieren, ich bin so schwach!« Dabei liegt es nicht an Ihnen, sondern an der Sache. Sie versuchen dann, sich zu etwas zu drängen, obwohl Ihr Körper und Ihre Seele »Nein!« schreien.

Seinen eigenen Sport zu finden ist die reinste Detektivarbeit. Man muss eine Spürhundmentalität entwickeln und große Ohren machen, damit man mitbekommt, was alles angeboten wird. Es gibt eine Menge, und mit Sicherheit ist etwas dabei, das wie ein maßgeschneidertes Kleid zu Ihnen und Ihrem Bewegungsbedürfnis passt. Der folgende kleine Fragenkatalog kann Ihnen helfen, sich selbst auf die Sportschliche zu kommen. Vergessen Sie dabei nicht, dass sich dies verändern kann. Es ist gut, immer mal wieder einen Check zu machen, nach was einem augenblicklich mehr der Sinn steht.

- Mögen Sie eher schnelle oder langsame Bewegungen?
- Oder einen Mix aus beidem?
- Möchten Sie abschalten?
- Möchten Sie inspiriert werden?
- Suchen Sie eine Form der Meditation ohne Sitzen?
- Wollen Sie außer Atem kommen?
- Wollen Sie Muskeln aufbauen?
- Möchten Sie vielleicht schwimmen?
- Wollen Sie in körperlichem Kontakt mit anderen sein?
- Wollen Sie eher für sich üben?
- Ist es egal, ob der Sport draußen oder drinnen stattfindet?
- Wie sollten die Räumlichkeiten gestaltet sein?
- Soll Musik dabei sein oder nicht?
- Wenn ja, welche Musik?

Sport ist nicht gleich Sport. Und die Trainerin oder der Trainer, muss etwas »in der Birne haben«. Ich muss mir sicher sein, dass es Experten sind, und das merke ich an der Ganzheitlichkeit der Übung. Wird auch meine Seele angesprochen, oder werden nur Muskeln trainiert? Erkundigt sich der Trainer, wie ich entspanne, oder befiehlt er nur: »Entspann dich! Und zwar jetzt!«?

Bildet er sich weiter, erzählt er davon, probiert er neue Übungen aus oder ist das Training für ihn oder sie nur die perfekte Bühnenshow mit Anmachgarantie? Es geht um mehr als Schweiß. Es geht um Bewegung von Körper, Seele und Geist gleichzeitig. Deswegen lasse ich mir nicht einfach etwas vorsetzen, sondern wähle sehr genau aus.

13 Wieder nichts anderes als ein neuer Spleen?

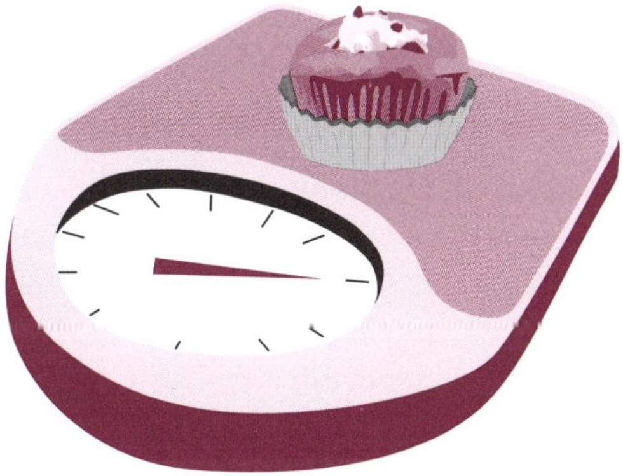

Das war's. Und jetzt?

Stimmt. An diesem Punkt waren Sie schon öfter. Sie haben auch schon früher einen Ratgeber fast fertig gelesen, ein Konzept genau studiert, um dann nach wenigen Tagen alles wieder zu vergessen und bald einem neuen Ratgeber zu folgen. So machten Sie es früher mit Diäten. Sie probierten eine aus, kochten sich verschiedene Speisen, kauften exotische Gewürze, Algen und besondere Öle. Dann verloren Sie die Lust, gaben auf, hatten nicht ab- oder schon wieder zugenommen und warteten auf den nächsten Experten, der Ihnen etwas von schnellem Gewichtsverlust erzählt.

Genau dies wird diesmal anders sein. Werfen Sie immer mal wieder einen Blick in das Buch, markieren Sie die Seiten mit Eselsohren, streichen Sie Sätze an und beginnen Sie damit, das, was Sie erfahren haben, in Ihrem Alltag umzusetzen. Vielleicht schwirrt Ihnen der Kopf von alldem, was Sie gelesen haben oder worüber Sie in den letzten Tagen oder Wochen nachdachten. Sie haben sich beobachtet, ertappt, unterstützt und sicher schon an manchen Stellen begonnen, Ihre Essgewohnheiten zu verändern.

Eine neue Idee wirklich in den Alltag zu integrieren heißt, sie zum Alltag werden zu lassen. Wie ist das, wenn etwas für Sie alltäglich ist? Sie denken nicht weiter darüber nach, sondern ***machen*** es einfach. Wenn Sie zum Beispiel Auto fahren, dann überlegen Sie nicht, ob Sie jetzt besser schalten sollten und in welchem Moment Sie dafür am besten mit Ihrem Fuß die Kupplung treten. Sie machen es automatisch, genauso wie die Autofahrer, die einen Automatikwagen haben, automatisch mit ihrem Fuß kein Kupplungspedal suchen. Das Gehirn hat dies abgespeichert und wir können uns beim Fahren auf den Weg konzentrieren oder über andere Autofahrer schimpfen.

Nun tauschen Sie aber einmal die beiden Autofahrer aus! Beide haben den Führerschein und kennen ihren Weg und dennoch gibt es am Anfang ein ziemliches Geholper, soll der Automatikfahrer richtig kuppeln und der Fahrer, der bislang mit Kupplung fuhr, auf diese verzichten. »Einen Moment!«, sagen beide. »Ich habe es gleich, ich muss mich nur daran gewöhnen!«

Genau: Wenn wir etwas in unseren Alltag übernehmen möchten, dann brauchen wir einen Moment und müssen uns erst einmal daran gewöhnen. Nun haben sich Ihr Körper und Ihre Seele aber seit vielen Jahren auf ein bestimmtes Ernährungsprogramm eingeschossen. Das heißt, die Veränderung beginnt in Ihrem Kopf und Ihr Körper ist möglicherweise gar nicht so richtig damit einverstanden. Er will weiter Punschtorte und Schweinebraten. Und Ihre Seele ist auch erst einmal damit beschäftigt, sich aus dem ganzen Zuckerzeug, den Nüssen, den Pommes auszugraben, mit denen Sie sie all die Jahre zugeschüttet haben.

Damit Veränderungen Alltag und so zu einer Gewohnheit werden können, müssen sie zu Beginn bewusst häufig eingesetzt werden. Sie üben damit ein neues Verhalten ein. Alte Abläufe werden unterbrochen und durch neue ersetzt.

Im Moment machen Sie also einen neuen Anfang. Einen Schnitt in Ihrem Leben. Sie trennen sich von unsinnigen und für Sie nicht förderlichen Essgewohnheiten. Sie denken ab nun erst einmal nach, bevor Ihre Hand in ein Supermarktregal und später eine Kleinigkeit in Ihren Mund wandert. Das ist kein Spleen, sondern eine völlig neue Art zu leben.

Gewohnheiten überprüfen und ändern

Wie sind Ihre Essgewohnheiten? Frühstück, kleiner Zwischensnack am Vormittag, dann Mittagessen, Kaffee und später Abendessen? Und spät am Abend vielleicht noch etwas zu knabbern? Wie viel Zeit zwischen den einzelnen Essenszeiten liegt, haben Sie individuell für sich festgelegt, oder Sie wurden durch bestimmte Kantinenöffnungszeiten daran gewöhnt. Wenn man um 13 Uhr durch die Redaktion geht, mit der ich gelegentlich zu tun habe, dann findet man keinen einzigen Redakteur. Alle sind »zu Tisch«. Zwanzig Menschen, die zur gleichen Zeit Hunger haben? Das kann ich mir nicht vorstellen. Ach, Sie meinen, das wäre auch eine soziale Zeit, diese Menschen würden in der Kantine miteinander reden? Aber warum essen dann alle? Weil es später nichts mehr gibt? Es gibt noch was. Weil alle essen? Ja! Weil alle essen.

Wenn Sie sich aber wenig bewegen und essen, ***weil gerade alle essen*** und weil Sie sich daran gewöhnt haben, dann können Sie fast sichergehen, dass Sie an Umfang zulegen. Ihr Tank war nämlich noch voll und deswegen wurden Reservekanister angelegt. Die stapeln sich in Ihrem Kofferraum und machen, dass Ihr Gefährt schwer wird und Sie die Berge nur noch hochächzen.

Was Sie nun brauchen, ist ein Ziel und ein fester Wille. Sonst fegt Sie der erste Wind von Ihrer neuen Straße weg.

Machen Sie sich einen Plan!

Wenn Sie ab jetzt Ihr ganzes Leben verändern wollen, dann haben Sie sich ziemlich viel vorgenommen. Vielleicht sogar ein wenig zu viel? Das ganze Leben neu zu strukturieren und das von jetzt auf gleich, ist für die meisten Menschen fast bedrohlich. Es ist leichter, in kleinen Schritten zu denken und diese dann nach und nach zu gehen. Dazu wird eine große Strecke in Teilziele eingeteilt. Riesige Berge machen Angst. Denkt man aber von Parkplatz zu Parkplatz, wird es schon ein bisschen leichter. Vor allem kommt die Freude wieder zurück. Der Spaß. Und den sollen Sie ja haben, denn Ihnen wird nichts genommen (außer die blödsinnigen Diätgedanken), sondern im Gegenteil eine Menge Freiheit zurückgegeben. Sie können ab jetzt Ihren Ernährungsplan selbst gestalten.

Im Folgenden habe ich den Weg zu neuen Gewohnheiten in einen Zehn-Punkte-Plan gefasst. Dieser umfasst die wichtigsten Etappen auf dem Weg und einige konkrete Tipps. Nehmen Sie diesen Plan als Anregung, und gestalten Sie Ihren Weg nach Ihren individuellen Bedürfnissen. Wichtig ist nur, dass Sie losgehen.

1. Was möchten Sie gerne zuerst verändern?

Schreiben Sie dies auf. Dabei handelt es sich am besten um eine kleine überschaubare Sache. Sie sollten dabei ganz konkret sein. Sie können zum Beispiel beschließen, nicht mehr ohne wirklichen Hunger mit anderen essen zu gehen oder nur noch Qualität (bitte ausführen, was genau) einzukaufen, oder Sie nehmen sich im ersten Schritt vor, eine Liste von Lebensmitteln anzulegen, die Ihnen wirklich schmecken und die einen wirklichen Nährwert haben.

2. Das Ziel ist der Weg

Haben Sie ein Ziel formuliert, das gut zu bewältigen ist? Und ist es positiv formuliert? Das ist bei Zielen nämlich ganz wichtig, denn unser Gehirn erkennt keine Verneinungen. Mit dem Vorsatz »kein fetter Schweinebauch« kann es nichts anfangen. Es merkt sich nur »fetter Schweinebauch« – und an den wollten wir doch gerade nicht mehr denken.

Was möchten Sie ab jetzt, ab heute verändern?
Wie lässt sich das überprüfen?
Woran werden Sie merken, dass Sie etwas verändert haben?

BEISPIEL: Lotte möchte weniger Kekse essen

Lotte möchte ab jetzt nicht mehr so viele Kekse zwischendurch essen. Sie weiß, dass es schwer sein wird, folglich lautet ihr Ziel: »Ab jetzt esse ich nur noch vormittags oder nachmittags drei Kekse zwischendurch.« Damit das besser gelingt, stellt Lotte die Keksdose auf ihrem Schreibtisch weg. Sie weiß, wenn sie die Dose sieht, denkt sie viel schneller an die Leckerei und ein Bedürfnis stellt sich ein. Sie weiß auch, dass sie zu jeder Zeit essen kann, wenn Ihr Körper etwas braucht.

Wie verändert sich Lottes Leben in den folgenden Wochen? Erst einmal findet sie ihren Schreibtisch ziemlich nackt. Die Dose war schön und nun fehlt sie. Lotte beschließt, sich Blumen hinzustellen. Die Blumen duften, sind farbenfroh und sie findet sie schon bald viel schöner als die Dose. Dann bemerkt Lotte, dass sie nur noch selten an die Kekse denkt. Gelegentlich fallen sie ihr ein, aber die Zeit der Entwöhnung ist viel kürzer als gedacht. Sie vermisst die Kekse nicht. Wenn sie möchte, dann kann sie ja welche essen, nur geschieht dies immer seltener, denn Lotte hat festgestellt, dass ihr die meisten gar nicht schmecken. Sie sind sehr süß und voller Konservierungsstoffe. Im Moment sucht sie nach einer Bio-Keksorte, die ihr schmeckt. Sie ist zur Testerin geworden. Zudem hat Lotte festgestellt, dass sie besonders dann Kekse aß, wenn sie das Büro mit einem bestimmten Kollegen teilte. Der machte sie irgendwie nervös. Um die Nervosität zu unterdrücken und auch um etwas zu sagen (»Möchtest du auch einen Keks!«), mampfte sie die Plätzchen in sich hinein. Nun hat sie nachgefühlt und gemerkt, dass sie verliebt ist. Das machte ihr anfänglich ein wenig Angst. Gerade Liebe wollte sie doch nicht. Nun, Lotte und der Kollege haben sich jetzt einmal verabredet und dann wird sich alles zeigen.

Doch wie fühlt sich Lotte, seit sie weniger Kekse isst? Sie fühlt sich leichter und nicht mehr so zugeklebt. »Ich fühle mich befreit!«, sagt sie. Sie entscheidet, ob sie Kekse essen will, und lässt sich nicht von einer Dose tyrannisieren.

3. Suchen Sie sich einen wirklichen Verbündeten

Für viele Menschen ist es eine gute Unterstützung, mit jemandem über die Veränderung zu sprechen. Das kann der Partner, die Partnerin, ein Freund oder eine gute Freundin sein. Suchen Sie sich einen wirklichen Verbündeten, jemanden, der sich für Ihren neuen Weg interessiert, schlaue Fragen stellt und gerne davon berichtet bekommt. Vielleicht stiften Sie ja sogar jemanden zu einem besseren Leben an. Jemanden, der bislang noch nicht bemerkte, dass er ständig irgendwelches Junkfood isst.

Bei mir war dies mein Partner. Erst erzählte ich ihm von dem Buch, dann frozzelte er mich ein wenig, und inzwischen merke ich, dass er auch nicht mehr alles aufisst. Wenn wir zusammen Lebensmittel einkaufen, dann achtet auch er nun viel öfter auf wirkliche Qualität. Es hat sich etwas verändert. Das war kein Paukenschlag, sondern ein langsamer Prozess. Und diese schleichenden Veränderungen sind die wirksamsten.

4. Führen Sie sich nicht selbst in Versuchung!

Besonders nicht am Anfang. Wenn Ihnen Süßigkeiten in der Vergangenheit viel bedeutet haben, dann treffen Sie sich mit Freundinnen nicht in einer Konditorei. Es ist relativ schwierig, dort zu widerstehen. Gehen Sie in ein Lokal, wo Sie nicht förmlich in der Kuchentheke sitzen. Nahrungsmittel vor sich zu haben schafft Bedürfnisse. Der Appetit wird angeregt. »Energy flows, where intention goes«, lautete ein schlauer Spruch. Die Energie geht dorthin, worauf wir uns konzentrieren, womit wir uns beschäftigen.

5. Registrieren Sie Ihre Erfolge!

Sie werden die Erste sein, die Erfolge feststellt, und es kann sein, dass Sie auch der einzige Mensch sind, der sich dafür interessiert oder die Veränderung überhaupt bemerkt. Das gilt nicht nur für das Thema Ernährung, sondern kann alle Ihre Ziele betreffen. Es ist oft etwas sehr Persönliches, was wir uns vornehmen. Für uns ein Riesenschritt, für andere Menschen nicht erwähnenswert. Das darf Sie dann nicht kränken, sondern Sie sollten verstehen, dass die anderen ja nicht wissen, was Sie jahrelang als Idee mit sich herumgetragen haben. Genauso wie Sie es nicht wissen, wenn Ihr Gegenüber vielleicht gerade den Erfolg seines Lebens feiert.

Deswegen ist es wichtig, dass ***Sie*** es mitbekommen, wenn Sie in Ihrem Leben einen Erfolg verbucht haben. Genießen Sie jeden Teilerfolg, jeden Schritt, der auf das Ziel hinführt. Es wird Sie zu weiteren Schritten ermutigen und Ihre Fantasie anregen, was Sie in Ihrem Leben noch alles in Angriff nehmen möchten. Erfolge motivieren! Also: Loben Sie sich selbst ausgiebig! Klopfen Sie sich auf die Schulter. Warten Sie nicht darauf, dass andere Menschen das tun. Sie kennen sicher den empörten Vorwurf: »Du siehst gar nicht, dass ich abgenommen habe!« Nein, wenn es nicht viel ist, dann merken wir es nicht. Aber Sie werden es bei sich selbst merken, weil Sie sich auf einmal viel lieber im Spiegel betrachten, alte Röcke wieder passen, Sie sich gesund und vital fühlen, schön und begehrenswert und weil Sie glücklich sind, ein altes Laster endlich los zu sein.

Wie werden Sie sich loben, wie belohnen, wie beschenken? Erinnern Sie sich an die verschiedenen Sinne, die wir haben. Welcher ist bei Ihnen am deutlichsten ausgeprägt? Wählen Sie eine echte Belohnung, keinen sowieso vorgesehenen Kauf oder Ausflug, der nun als Belohnung deklariert wird. Ihre Seele lässt sich nicht für dumm verkaufen!

6. Entwickeln Sie sich weiter. Suchen Sie sich neue Ziele

Ich habe es eben bereits angesprochen. Ziele, die wir erreicht haben schreien förmlich nach weiteren Entwicklungsgedanken. Es wäre auch zu schade, wenn Sie diese kraftvolle Energie nicht für weitere Themen Ihres Lebens nutzen würden. Das ist genauso, als würde man eine Fremdsprache immer nur ein paar Monate lang lernen, um dann mit einer neuen zu beginnen. Oder immer wieder das Abc oder das kleine Einmaleins studieren. Es geht jetzt um neue Sprachen, neue Wörter. Ihr Geist hat auch Hunger, erinnern Sie sich an Kapitel 11. Ihre Seele möchte genährt werden. Ihr Sein braucht Anregung, damit es strahlen kann. Ein Konzept greift ins andere hinein. Ihr neues Lebensmodell ist ein lebenslanger Prozess. Sie werden sich immer mal wieder dabei ertappen, dass Sie etwas essen, obwohl Sie keinen Hunger haben. Ihr Körper verändert sich und Sie müssen herausfinden, welche Speisen ihm am besten tun. Das variiert sogar über das Jahr. Im Frühjahr möchte unser Körper oft leichte Nahrung, im Winter eher schwere. Also, bleiben Sie an diesem Thema dran, erkennen Sie Teilerfolge und Erfolge und dann überlegen Sie, was als Nächstes in Ihrem Leben abgestaubt und neu gerichtet wird.

!

Egal, ob Sie nur ein Ziel aufgeschrieben oder eine ganze Liste zusammengestellt haben. Wählen Sie ein Teilziel.

Formulieren Sie es positiv.

Beschreiben Sie genau, um was es geht.

Überlegen Sie sich, woran Sie merken werden, dass das Ziel erreicht ist.

Überlegen sie sich, wie Sie sich belohnen werden.

7. Andere anstiften, über Ernährung nachzudenken

Aber werden Sie dabei nicht zum Missionar! Predigen Sie nicht, auch wenn Sie noch so berauscht sind von Ihrer neuen Lebensweise. Flippen Sie nicht aus, wenn Ihre Kinder zu McDonald's gehen, therapieren Sie keine Freundinnen und schon gar nicht Ihren Partner. Es gibt nichts Schlimmeres als Menschen, die uns ihre Lebensweise aufdrängen. Die andere mit ihren Gedanken tyrannisieren – egal, wie Recht sie haben mögen. Geschieht dies, so machen Menschen dicht. Oder sie machen aus Trotz das Gegenteil. Leben Sie vor, regen Sie an, erlauben Sie sich, Ihre eigenen Regeln zu brechen, bewahren Sie Ihren Humor, lachen Sie über sich selbst. Es wird Ihre Mitmenschen freuen, dass auch Sie Ihre kleinen Schwächen haben und behalten haben.

8. Üben Sie Nachsicht mit sich selbst

Sie lernen gerade einen neuen Tanz und werden anderen und sich selbst auf die Füße treten. Sie werden aus dem Takt kommen, falsch mitsingen und sich selbst damit gehörig auf die Nerven gehen. Tanzen Sie weiter! Üben Sie weiter! Lachen Sie weiter und erfreuen Sie sich an jedem Ihrer Schritte, der sicherer wird. Fassen Sie andere an die Hände, tanzen Sie mit ihnen und lassen Sie sich nicht aus dem Takt bringen. Was diesen Tanz angeht, so haben Sie Ihr ganz eigenes Tempo, Ihren eignen Musikgeschmack und Ihre eigene Beweglichkeit. Bleiben Sie bei sich, ohne die anderen Menschen aus den Augen zu verlieren.

9. Symbole unterstützen

Wenn wir einen schönen Urlaub an einem herrlichen Ort verlebt haben, dann nehmen wir ein Souvenir mit. Das kann eine Karte sein, kitschiger Nippes, ein Paar Ohrringe, eine Tasse, ein Stift, ein bisschen Sand in einem Glas. Sind wir wieder zu Hause, alles ist grau und ohne Glanz, muntert uns das Souvenir auf. Wir schauen es an und atmen ein wenig durch, denn alles ist mit einem Mal da: die kleine Promenade, das Zimmer, das Lachen, die Leichtigkeit. All das, was uns im Urlaub gefallen hat, alle Begegnungen, Erlebnisse, Freuden sind in diesem kleinen Souvenir gespeichert.

Auch Sie haben eine Reise hinter sich oder sind vielmehr noch dabei. Was Sie in den Händen halten, ist ein Reiseführer in Ihr eigenes Schlaraffenland. Damit Sie nicht vergessen, dass es diese Reise gab, und sich an all die Erlebnisse und Sonnenstrahlen erinnern, sollten Sie sich hübsche Symbole besorgen oder schaffen. Symbole helfen uns bei einem Vorsatz zu bleiben. Unser Auge fällt darauf und wir erinnern uns an den Vorsatz.

Ich habe einen gelben Kristallstern in meinem Fenster hängen. Scheint die Sonne darauf, dann tanzen die Strahlen durch den ganzen Raum. Wenn mein Blick auf den Stern fällt und wenn die Strahlen tanzen, dann soll mich das daran erinnern, dass das Leben schön ist und viele Dinge einem leichter zufallen als gedacht.

Sie können sich aber auch ein Bild malen, ein Schmuckstück kaufen, ein Parfum schenken (es ist dann der Duft, der Sie an Ihre Vorsätze erinnert), ein einziges Wort an die Wand hängen oder ein Bild, das für die Erneuerung in Ihrem Leben steht. Wenn Sie so symbolsüchtig sind wie ich, dann werden Sie sich mit einem Symbol nicht begnügen wollen. In meiner Wohnung stehen und hängen viele Kleinigkeiten, die für andere Menschen schlichte Deko sind – die für mich jedoch eine tiefe Botschaft haben. Manche Symbole erinnern mich an einen Vorsatz, andere an einen Wunsch, wieder andere an einen Traum, und dann gibt es auch viele Symbole, die für bestimmte Stimmungen und Menschen stehen. Düfte, Musik die mich in eine besondere Stimmung bringen. Ich habe begonnen, mir mein Leben mit Symbolen auszuschmücken. Es macht viel Spaß, unterstützt – und ich finde ganz sicher *immer* einen Grund, mir ein Paar Ohrringe zu kaufen. Machen Sie Ihre Symbolwahl zum Genuss.

10. Brechen Sie mit alten Gewohnheiten

Besonders mit der »Trostschokolade« und den »Ermutigungspralinen«. Auch wenn es Produkte dieser Art sogar schon zu kaufen gibt: Schokolade tröstet nicht und Pralinen können nicht ermutigen. Es ist Ihre Idee, Ihre Phantasie, die sich hier zu einer Gewohnheit entwickelt hat. Da diese Gewohnheit sich nicht darum schert, ob Sie Hunger haben oder nicht, sollten Sie sie unterbrechen. Besonders dann, wenn Sie sich hochwertig und gesund ernähren möchten.

Machen Sie sich im ersten Schritt bewusst, welche Gewohnheit Sie unterbrechen möchten. Entwickeln Sie ein Gespür für Ihre wirklichen Bedürfnisse, gehen Sie diesen nach und werden Sie stolz darauf, dass Sie dem Verlangen etwas entgegensetzen. Fragen Sie sich, was Sie in dem Moment des Verlangens wirklich benötigen, und gehen Sie diesem Impuls nach. Laut der Diplompsychologin Dr. Doris Wolf (siehe Adressen), dauert der Umlernprozess etwa vier Wochen. Gar nicht so lange, finden Sie nicht auch?

14 Zusammenfassung

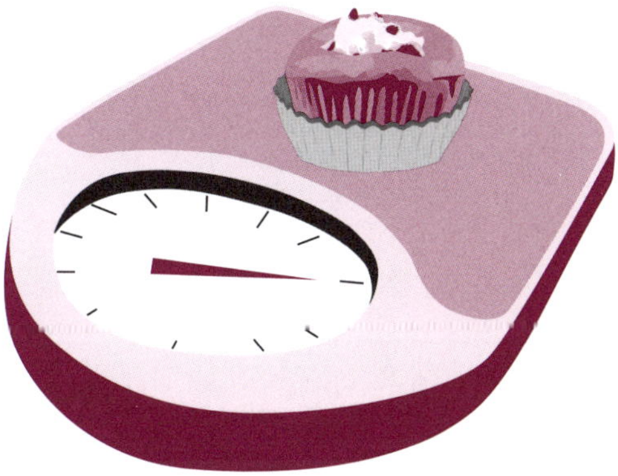

Extrakt

Es gibt inzwischen viele Menschen, denen ich meine Gedanken zum Thema »Keine Diät« in Einzelgesprächen und in Seminaren weitergeben konnte. Immer wieder stellte sich die Frage nach einem »Extrakt«. Ein paar Gedanken, mit deren Hilfe man sich schneller an das Gelernte erinnern kann. Ich kenne das aus meinem eigenen Leben und Lernen: Manchmal genügen nur wenige Worte, und schon fallen einem komplexe Sachverhalte wieder ein. Im Folgenden finden Sie diesen Extrakt. Sie können sich die Seiten heraustrennen, kopieren oder selbst aufschreiben. Je häufiger Sie mit den Augen über die Seiten gleiten, desto mehr wird sich der Inhalt einprägen. Sie werden sich an den Inhalt des Buches erinnern und ihn nicht so schnell verdrängen. Der Extrakt besteht aus vielen Fragen, auf die Sie Ihre eigenen Antworten geben können. Denn eigene Antworten bleiben länger haften als fremde.

Bestandsaufnahme

Warum esse ich eigentlich?
Wann esse ich?
Was esse ich am liebsten?
Wie merke ich, wenn mein Körper Hunger hat?
Kann ich Durst von Hunger unterscheiden?
Möchte mein Körper eher leichte oder eher schwere Nahrung?
Will mein Körper bewegt werden?
Welcher Sport passt am besten zu mir?
Lebe ich in glücklicher Beziehung mit meinem Körper?
Wie verwöhne ich mich?
Schätze ich meine Gedanken und Gefühlsregungen?
Bin ich stolz auf mich?
Darf ich erfolgreich sein?
Wie wird mein Geist am besten genährt?
Welche Nahrung wünscht sich meine Seele?

Hintergrundwissen

Wie kann ich mein Wissen aus den verschiedenen Diäten nutzen, ohne dass ich mich einem Diät-Plan beuge?
Sind es Vitamine und Mineralstoffe, die mich interessieren?
Oder habe ich festgestellt, dass ich bislang zu viele Kohlenhydrate gegessen habe und nun auf mehr »Grün« umsteigen will?
Wie bringe ich Qualität in meinen Kühlschrank?
Wovon will ich »Informationen« griffbereit haben?

Die Seele richtig »füttern«

Welcher Umgang tut mir gut?
Welche Unterhaltungen nähren mich?
Welche Bücher will ich lesen?
Welche Musik will ich kennen lernen?
Wann war ich das letzte Mal im Theater, in einem Konzert?
Möchte ich mich einer bestimmten Runde, einem Verein anschließen?
Möchte ich mich sozial, politisch, kirchlich engagieren?
Gibt es etwas, das ich in meiner nächsten Umgebung bewegen kann?
Wie merke ich es, wenn ich glücklich bin?
Wie drückt sich das in meinem Aussehen aus?

Wie werde ich reagieren, wenn mir Nahrung am Wegesrand auflauert?

Was kann ich mich dann fragen?
Wie erkenne ich, ob ich Hunger habe oder ob ich zum Beispiel Lust, Langeweile oder Trauer empfinde?
Welche Alternativen zum Essen habe ich?
Was kann ich tun, damit sich ein Problem löst?
Wie kann ich ein trauriges Gefühl verändern?

Selbstunterstützung und Selbsterkenntnis

Wie entwickelt man eine neue Linie im Leben?
Wenn nicht Pralinen, was ist dann mein Konzept?
Wie lauten meine Ziele und meine Teilziele und auf welche Weise will ich mich belohnen?
Welche Symbole werden mich erinnern?
Was unterstützt mich?
Wie lobe ich mich selbst?
Welche Geschenke machen mir Freude?
Wie kann ich mich selbst darin unterstützen, mein neues Konzept nicht wieder zu vergessen?

Vereinbarung mit mir selbst

Wie klingen meine Glaubenssätze?
Wie meine inneren Bilder und Filme?
Möchte ich daran noch etwas verändern?
Was möchte ich in meinem Ernährungsverhalten verändern?
Wie sieht es sonst mit der Qualität in meinem Leben aus?
Wer kann mich unterstützen? Und wie? Und worin?
Woran werde ich merken, dass sich etwas verändert hat?
Hat sich vielleicht jetzt schon etwas verändert?
Möchte ich mich belohnen?
Mit was belohne ich mich (Geschenk, Kunst, Reisen …)?
Was kann ich für mich tun, damit ich auf meinem Weg bleibe?

Was liebe ich am Leben?

Was macht mich lebendig?
Wann spüre ich meine Ausstrahlung?
Wie merke ich, dass meine Ausstrahlung andere anzieht?
Auf was bin ich in meinem Leben stolz?
Was möchte ich noch alles erleben und erreichen?

Schlussgedanken

Jetzt haben Sie ganz schön viel über sich, Ihre Gefühle, Ihr Essverhalten herausgefunden. Sie haben sich für Qualität in Ihrem Leben entschieden und möchten von nun an besser auf Ihren Körper hören. Das geschieht, indem Sie essen, wenn Sie Hunger haben. Wenn Sie wie ich gestrickt sind, dann haben Sie sich das fest vorgenommen. Und wenn Sie es bislang gewöhnt waren, sich selbst zu beschimpfen, wenn etwas nicht klappt, können Sie hier Nachsicht gegen sich selbst trainieren. Nicht immer sind Sie oder ich nämlich zu schwach. Manchmal ist es schwer, stark zu sein und etwas Gewohntes zu verändern. Weil wir es aber so gewohnt sind, meckern wir lieber gleich erst einmal mit uns selbst, anstatt die Situation genauer zu betrachten.

Nehmen wir einmal an, Sie haben zum Frühstück brav Ihren Tee getrunken (also auf den Kaffee verzichtet), Obst gegessen und vielleicht ein paar wenige Haferflocken darüber gestreut und sind dann in die Stadt gefahren, weil Sie etwas zu erledigen hatten. So erging es an einem denkwürdigen Tag, an dem ich merkte: ***Ich bin gar nicht so schwach …***

Ein ganz normaler Tag

Es ist einfach schwer in unserer Zivilisation, will man versuche, sich besser, gesünder, hochwertiger, nahrhafter und schmackhafter zu ernähren. Dies hat mir den Start in ein gesünderes Leben ganz schön erschwert.

Alles, was ich hatte, war Zeit für einen vergnüglichen Tag in Heidelberg. Da war ich dann. Fröhlich und motiviert. Mein Blick fiel über die Waren in den Schaufenstern und ich sah das ein oder andere Kleidungsstück, das ich mir sicher schenken würde. Nach etwa drei Stunden meldet sich mein Magen und lenkte mich von den Auslagen ab. Das bisschen Obst am Morgen hatte mich nicht wirklich satt gemacht. Mein Bauch grummelte, ich erkannte Hunger und beschloss, eine Kleinigkeit zu essen. Etwas Gesundes. Also ökologisch. Folglich begannen meine Augen die Fußgängerzone abzusuchen und meine Nase stellte sich in den Wind. Ich roch und ich sah eine ganze Menge. Bei jedem zweiten Schritt entdeckte ich ein Nahrungsangebot. Ich war sozusagen umzingelt von Speisen, Gerüchen und leckeren Angeboten. Doch was ich auch sah und wohin ich auch strebte, es passte nichts auch nur im Entferntesten in mein neues Ernährungskonzept. Ich sah:

- Brezeln (salzig, Kohlenhydrate, Lauge, Backmischung – also mit Zusatzstoffen)
- Obst (behandelt)
- Mehrere Bäcker – keiner führte echte Vollwertwaren
- Fischgeschäfte (ökologisch???)
- Wurstbratereien (ojemine)
- Süßwarenläden (No! No!)
- Konditoreien, Eiscafés, Metzgereien, Dönerbuden, mexikanisches Fastfood, amerikanisches Fastfood
- Läden mit verschieden belegten Brötchen
- Suppenläden

Aber in keinem Laden und an keinem Stand war es mir möglich, etwas zu kaufen, das ökologisch, womöglich ohne Kohlenhydrate (also am besten Salat) oder, wenn schon Backware, dann vollwertig war.

Tja. Meine Zeit wurde immer knapper, mein Magen trotzte und stampfte wütend auf (»Ich will jetzt was, aber hopp, hopp!«), das Bummeln verwandelte sich in eine Hetzerei. Wo bekam ich was Gesundes für mich zu essen? Himmel noch einmal, in dieser ellenlangen Fußgängerzone musste es doch etwas geben! Gab es nicht. Zumindest fand ich nichts. Nach einer Stunde gab ich erschöpft und entnervt auf und kaufte mir ein belegtes Brötchen. Zwar dunkel und mit Körnern, aber von Konservierungsstoffen strotzend, mit etwas Camembert und einem Salatblatt zweifelhafter Herkunft.

Man kann in der Heidelberger Fußgängerzone verhungern, wenn man etwas Gesundes essen möchte. Womöglich noch etwas, das nicht gleich nach einem gesamten Naturkostladen riecht und schmeckt. Also etwas Modernes, Leichtes und keine gräuliche Reformhausware, die mich sofort an Wechseljahrsbeschwerden denken lässt.

Die Umstellung braucht Zeit

Ich hatte kein Glück. Nicht in der Heidelberger Fußgängerzone. Und in der Mannheimer, Frankfurter, Kölner und in der von Bochum wäre es mir vermutlich auch nicht besser gegangen.

Bin ich gescheitert?

Hatte ich keinen Willen?

Kein Durchhaltevermögen?

War ich schwach und leicht beeinflussbar?

Nein, ich hatte nur einen Vorsatz, der kaum erfüllbar schien. Ich wollte einen kleinen, gesunden Imbiss.

Natürlich weiß ich, wo es in Heidelberg Öko-Legensmittel gibt. Nicht dort, wo Menschen flanieren. Außerdem wollte ich etwas leichtes und keine Honigklumpen.

Bin ich zu anspruchsvoll?
Oder habe ich gar versagt?

Nein, ich bin nicht zu anspruchsvoll. Es ist mein gutes Recht, Qualität zu erwarten, schließlich kosten die meisten Snacks auch eine ganze Menge. Und als Versagerin fühle ich mich auch nicht, denn man kann nur dort versagen, wo es auch eine Möglichkeit zu gewinnen gibt. Auf der Heidelberger Hauptstraße hatte ich keine Chance. Ich musste etwas essen, von dem ich mich eigentlich entwöhnen wollte. Ich hatte keine andere Wahl. Das zu erkennen ist der erste Schritt zu einer Versöhnung mit sich selbst.

Wir leben in einer Zeit, in der es an vielem mangelt, aber nicht an Nahrung. Zu jeder Zeit können wir essen. Von Billigburgern bis hin zu Delikatessen in Fünf-Sterne-Restaurants. Aber die meiste Nahrung, die wir angeboten bekommen, ist voller Zusatzstoffe und künstlicher Farben. Wir haben uns an diesen künstlichen Geschmack gewöhnt und manchmal denken wir sogar, dass dieses »Plastikfood« schmeckt.

Doch wenn wir beginnen, uns qualitätsbewusst zu ernähren, wird es auf einmal ganz schön schwierig. Wir haben uns an die künstlichen Aromen bereits gewöhnt. Unsere Geschmacksnerven haben diese Stoffe über Jahre als »wohlschmeckend« abgespeichert. Das Auge isst mit und je roter der Apfel und wohlgeformter das Brötchen, desto mehr Lust bekommen wir darauf. Aussehen kann man aber gestalten. Das kennen Sie doch aus der Schönheitschirurgie! Der Apfel bekommt so »die Lippen aufgeblasen«, das Brötchen wird geliftet.

Wenn es ein Ziel dieses Buches gibt, einen Wunsch für meine Arbeit, dann ist es dies: dass Sie anfangen, nur noch die Brötchen zu küssen, die echte, gesunde Brötchen sind. Und wie man als Frau viele Frösche küssen muss, bis ein waschechter Prinz erscheint, so muss man mit dieser Tortur auch im Supermarkt rechnen. Wo man hinsieht, findet man Billigware und Produkte, die die Hersteller niemals selbst verzehren würden – also Frösche.

Wir müssen uns also auf die Suche begeben und hoffen, dass immer mehr Restaurants und Lebensmittelläden gute und gesunde Ware in ihr Angebot aufnehmen. Bis dahin und auch danach seien Schinkensemmeln und Fischbrötchen verziehen. Und ansonsten heißt es auswählen, auswählen, auswählen. Den Mist von der Qualität trennen. Das Gute finden. Nicht nur in der Ernährung, sondern in allen Lebensbereichen.

Ach ja … und sollten Sie mal zum Bummeln nach Heidelberg kommen, nehmen Sie sich was Ordentliches zu essen mit!

Meine Cousine Gabi: »Was machst du Schönes?«

»Ich fahre nach Wien. Will dort das Buch überarbeiten.«

»Aaah, da wollte ich dich noch wo vorbeischicken – ich habe da was im Fernsehen gesehen, einen Bericht.«

»Ja wo denn?«

»Warte …«

»Was war's denn?«

»Na was zum Essen, Christel!«

Dank

Ich möchte mich mit diesem Buch in erster Linie bei Bernd Remelius bedanken. Ohne seine Anregungen würde ich vermutlich noch immer über Schokolade herfallen, und Bücher hätte ich vermutlich auch nicht geschrieben. Er half mir vor zwanzig Jahren zu erkennen, wann ich Hunger habe und wann ich satt bin. Ich habe davon auch in vielen anderen Bereichen profitiert.

Danke auch an Carola Kupfer, ohne deren Hilfe dieses Buch eine wilde Ansammlung falsch gesetzter Kommas und Fähler wäre.

Adressen

Sollten Sie Fragen und Begleitung auf Ihrem Weg wünschen, so stehe ich Ihnen gerne als Ansprechpartnerin und Coach zur Verfügung.

Christine Weiner
E-Mail: chrweiner@aol.com
www.christine-weiner.de

Darüber hinaus habe ich Ihnen eine Liste mit Experten zusammengestellt, die aus meinem persönlichen Schatzkästchen stammen. Bitte erkundigen Sie sich bei den jeweiligen Kollegen nach den Honoraren und Beratungsbedingungen.

Wenn Sie nach dem Thema Ihres Lebens forschen:
Bernhard Langwald Seminare
Schlierseestr. 2
81541 München
Tel.: 089/6917690
www.langwald.com

Wenn Sie Begleitung auf Ihrem Weg wünschen:
Ingrid Melcher, Unternehmer-Beratung und Coaching
Konrad-Adenauer-Straße 113
76571 Gaggenau
Tel.: 07225/983424
www.ingrid-melcher.de

Bernd Görner, Beratung/Atemtherapie
Oberkircher Str. 15 a
68239 Mannheim
E-Mail: begoerner@aol.com
www.media4dialog.de

Wenn Sie Blockaden lösen möchten und Hilfe bei der Zielfindung benötigen:

Helga Baureis, Kinesiologie
Waldparkstr. 9
68163 Mannheim
Tel.: 0621/8323797
www.helgabaureis.de

Wenn Sie Ernährungs- und Gesundheitsthemen klären möchten:

Erika Andresen, Naturheilpraxis
Dornmattstraße 47
76534 Baden-Baden
Tel.: 07221/75000
E-Mail: erika.w.andresen@web.de

Naturheilverfahren, Ernährungsmedizin

Dr. Dr. Gabriele Macher
Hauptstr. 77
77855 Achern
Tel.: 07841/24902

Literaturtipps

Dr. Marco von Münchhausen: »Abnehmen mit dem inneren Schweinehund«, Gräfe und Unzer 2005

Stiftung Warentest: »Schlank und fit – 90 Diäten für Sie bewertet«, Sonderheft 2005

Dr. Doris Wolf: »Übergewicht und seine seelischen Ursachen«, Pal Verlag 1996

Register

Bibliografische Information Die Deutsche Bibliothek
Die Deutsche Bibliothek verzeichnet diese Publikation in der Deutschen Nationalbibliografie; detaillierte bibliografische Daten sind im Internet über http://dnb.ddb.de abrufbar.

Wichtiger Hinweis
Die im Buch veröffentlichten Ratschläge wurden von Verfasser und Verlag sorgfältig erarbeitet und geprüft. Eine Garantie kann dennoch nicht übernommen werden. Ebenso ist die Haftung der Verfasserin bzw. des Verlages und seiner Beauftragten für Personen-, Sach- und Vermögensschäden ausgeschlossen.

Projektleitung: Kathrin Gritschneder
Redaktion: Annette Gillich-Beltz
Korrektorat: Hajo Stork
Umschlag: Zero Werbeagentur
Illustrationen: Kristin Bauer
Layout: Veronika Preisler
Satz: Uhl+Massopust, Aalen
Herstellung: Dagmar Guhl
Reproduktion: Repro Ludwig, A-Zell am See
Druck und Bindung: Offizin Andersen Nexö Leipzig GmbH, Zenkau
Printed in Germany

ISBN-13: 978-3-426-64371-6
ISBN-10: 3-426-64371-5
5 4 3 2 1